Maman est une étoile

✦

MYLÈNE MOISAN

Maman est une étoile

✳

LES ÉDITIONS **LA PRESSE**

Catalogage avant publication de Bibliothèque et Archives nationales du Québec et Bibliothèque et Archives Canada

Moisan, Mylène

Maman est une étoile : l'histoire de Jolyane

ISBN 978-2-89705-341-3

1. Fortier, Jolyane, 1982-2013. 2. Sein - Cancer - Patientes - Québec (Province) - Biographies. I. Titre.

RC280.B8M64 2015   362.19699'4490092   C2015-940259-X

Présidente Caroline Jamet
Directeur de l'édition Éric Fourlanty
Directrice de la commercialisation Sandrine Donkers
Responsable gestion de la production Carla Menza
Communications Marie-Pierre Hamel

Éditeur délégué Yves Bellefleur
Conception de la couverture Simon L'Archevêque
Conception et montage intérieur Célia Provencher-Galarneau
Révision linguistique Michèle Jean
Correction d'épreuves Laurie Vanhoorne

L'éditeur bénéficie du soutien de la Société de développement des entreprises culturelles du Québec (SODEC) pour son programme d'édition et pour ses activités de promotion.

L'éditeur remercie le gouvernement du Québec de l'aide financière accordée à l'édition de cet ouvrage par l'entremise du Programme de crédit d'impôt pour l'édition de livres, administré par la SODEC.

Nous reconnaissons l'aide financière du gouvernement du Canada par l'entremise du Fonds du livre du Canada (FLC).

Nous remercions le Conseil des arts du Canada de l'aide accordée à notre programme de publication.

LES ÉDITIONS **LA PRESSE**
Les Éditions La Presse
7, rue Saint-Jacques
Montréal (Québec)
H2Y 1K9

À Jolyane,
que je n'ai pas eu la chance de connaître.

Soyez heureux de vivre, cela vous donne une chance d'aimer et de travailler, de vous amuser et de regarder les étoiles.

– Henry van Dyke

TABLE DES MATIÈRES

ALTER EGO

Ils s'étaient trouvés. Ce n'était pas un sentiment, mais une certitude.

Ils s'étaient rencontrés, croisés plutôt, pour la première fois il y a trois ans.

Elle était infirmière à l'Hôpital Robert-Giffard de Québec, il travaillait comme agent d'intervention. Martin a été frappé par les yeux de Jolyane, son sourire, il l'a observée du coin de l'œil, touché de l'attention presque maternelle qu'elle portait à ses patients.

Exceptionnellement, Martin avait accepté de travailler pendant la nuit, même s'il avait des cours le lendemain matin. Jolyane devait finir sa journée à 16 h, elle était restée pour remplacer une collègue au pied levé.

Ils se sont croisés sur les 12 coups de minuit.

Avant de partir, Martin a consulté le répertoire des employés, a repéré le nom de la belle inconnue. Il l'a gardé pour lui. Il a gribouillé ses coordonnées à lui sur un papier, les a confiées à une infirmière en lui demandant de les refiler à Jolyane.

Elle était en couple, ne l'a jamais appelé.

Trois ans plus tard, donc. Martin travaillait tous les soirs à l'hôpital, étudiait à temps plein le jour pour devenir électricien. Timide de nature, il laissait les autres venir vers lui. Comme ce gars, qui lui a posé une question pendant une pause.

— Qu'est-ce que tu fais ce soir ?

— Je travaille.

— Tu travailles où ?

— À Robert-Giffard.

— Ma sœur travaille là aussi.

— Elle s'appelle comment ?

— Jolyane Fortier.

— Est-ce qu'elle a les cheveux et les yeux noirs ?

— Euh, oui…

— …

Le cœur de Martin s'est arrêté, il a recommencé à battre un peu plus vite.

Pendant deux semaines, Martin a supplié le gars de lui donner le numéro de téléphone de sa sœur.

Un beau matin, le gars lui a tendu un petit bout de papier jaune. Martin l'a fourré dans sa poche, bien au fond, pour qu'il n'en sorte pas. De temps à autre, il vérifiait s'il y était toujours. Martin a saisi le téléphone tout de suite en arrivant à la maison.

— Allô ?

— C'est Jolyane Fortier ?

— Oui.

— Euh… Je m'appelle Martin Létourneau, on s'est croisé il y a trois ans à l'hôpital, je t'avais remarquée, j'avais le goût de te revoir.

— Moi aussi.

Leur destin venait de se sceller. Ils se sont téléphoné et échangé des courriels pendant deux semaines, se sont donné rendez-vous un samedi soir, chez Martin. C'était en mai 2007, elle avait 25 ans, lui, 28.

Martin était au téléphone avec un ami quand Jolyane est descendue de sa voiture. Pantalon kaki, camisole blanche. Elle avait les cheveux ramassés en toque, de grosses lunettes fumées.

— *Baptême* qu'elle est belle !

— Qui ?

— La fille qui vient souper chez nous.

— C'est qui ?

— Une infirmière qui travaille à l'hôpital. Faut que je te laisse.

Jolyane et Martin ont mangé des sushis. Les deux adoraient les sushis, surtout les makis, avec du thon ou du saumon épicé. Pas de wasabi pour elle, double ration pour lui. Ils ont mangé assis par terre dans le salon, picolé au vin et au saké, rigolé comme des gamins. On se serait cru dans une comédie romantique.

Ils ont parlé et déconné toute la soirée, comme de vieux amis qui ne se seraient pas vus depuis des années. Ils se sont dit – et ce n'était pas anodin – ce qu'ils aimaient quand ils étaient en couple, ce qu'ils n'aimaient pas. Ils ont mis cartes sur table.

Jolyane lui a donné l'heure juste.

— Tu sais, je viens juste de sortir d'une relation difficile, j'ai besoin de prendre mon temps.

— Prends tout le temps qu'il faut.

Sans trop s'en rendre compte, ils venaient de se commettre, de se promettre l'un à l'autre. Leur histoire d'amour était sous embargo. Martin l'avait attendue pendant trois ans, il pouvait attendre encore.

Avant de se quitter, ils se sont embrassés. Un baiser ardent, goulu. Ils étaient déjà amoureux.

Jolyane a rappelé Martin le lendemain midi. Elle n'aurait jamais fait ça avant, elle aurait attendu un peu. On n'appelle jamais un gars tout de suite le lendemain de peur qu'il se sauve en courant. C'est la dernière chose que Martin aurait faite.

Ils se sont revus presque tous les jours après ce premier souper comme si, instinctivement, leurs vies s'étaient mises au diapason, qu'elles s'étaient imbriquées l'une dans l'autre. Avant de se quitter, chaque fois, ils s'embrassaient langoureusement. Sans se dire je t'aime. Sans faire l'amour.

Martin et Jolyane étaient des oiseaux de nuit, ils sortaient tous les vendredis et les samedis. Ils allaient d'abord au restaurant, en essayaient un nouveau chaque fois. Ils aimaient sortir de leur zone de confort. Ils étaient beaux, jeunes et sans attache, ils en profitaient.

Jolyane était une fille comblée. Elle avait le goût de le crier sur les toits, l'a plutôt écrit à deux de ses amies, Karine et Jessie, en mission humanitaire dans un bidonville au Pérou.

C'était avant Facebook, elle leur a envoyé un courriel, le mardi 5 juin :

> *Pour commencer, je suis maintenant follement en amour avec un gars exceptionnel… il m'emmène partout, c'est fou… et il n'arrête pas de dire qu'il est fier de sortir avec moi (je suis si émotive… j'ai les yeux pleins d'eau lorsqu'il me complimente…). Il est vraiment*

sweet, ça fait du bien!!!… je vous en souhaite un pareil et toutes mes amies devraient avoir un gars aussi attentionné!

On pense partir dans un petit «road trip» de trois jours, on ne sait pas encore où on va… je vais tout vous raconter ça à mon retour! Je viens de recommencer l'entraînement… j'étais vraiment en train de m'ankyloser, c'est fou comment le mauvais temps nous rend maussade et lâche…

D'ici à ma prochaine pause ordi pour vous écrire, je vous ordonne de prendre soin de vous et de me revenir top shape, pour qu'on puisse récupérer ce qu'il va nous rester de l'été ensemble!!! Et si jamais vous avez un pou qui vous gratte sans arrêt et qu'il saute partout, je vous donne l'autorisation de le surnommer «Joly».

À plus Funny Karine,

À plus Jessinette,

Je vous embrasse, Joly X

En revenant chez Martin le vendredi soir – plutôt aux petites heures le samedi –, ils ont titubé ensemble jusqu'à la chambre, se sont étendus sur le lit. Leurs corps se sont unis. Ni l'un ni l'autre n'avait l'habitude d'attendre trois semaines avant de faire l'amour.

Ils avaient fait durer le désir.

Ils ont fait l'amour pendant des heures, cette première fois n'était pas comme les autres d'avant. Les premières fois sont rarement comme on les imagine, elles sont parfois faites de maladresses, d'essais et d'erreurs. De malaises et de faux pas.

Pas cette fois. Ils n'avaient pas besoin de parler, leurs corps se donnaient la réplique comme s'ils avaient répété avant. Comme une chorégraphie rodée au quart de tour.

Ils n'ont pas dit «je t'aime». C'est arrivé une semaine plus tard, une scène presque incongrue. Martin était en salle de réveil, il venait d'être opéré à l'épaule droite, ses ligaments étaient en lambeaux. Il avait beaucoup joué au hockey, un peu trop, avait dû accrocher ses patins deux ans plus tôt.

Quand il a repris ses esprits, la belle Jolyane était à côté, sa main dans la sienne.

— T'es tellement belle…

— T'es pas mal aussi.

— Je t'aime, Jolyane.

— C'est parce que t'es drogué que tu dis ça.

— Non, c'est sérieux.

— Moi aussi, je t'aime.

Ils se sont dit «je t'aime» des milliers de fois après celle-là, Jolyane voulait que Martin lui rappelle pourquoi. Ils ne se disaient pas «je t'aime» comme on dit «bonne journée», ils se regardaient dans les yeux, s'agrippaient une fesse au passage. Ils étaient amoureux comme ça.

Après l'opération, Martin a été cloîtré chez lui pendant trois mois, cloué à son lit et à son sofa. Jolyane arrivait chez lui après le travail, lui donnait ses médicaments, refaisait ses pansements. Elle passait la nuit avec lui, se levait à 5 h, repartait chez elle pour prendre une douche et se changer avant de retourner travailler.

Elle s'occupait de tout, faisait le lavage, les repas, le ménage. Elle lui apportait des séries télé pour passer le temps quand elle n'était pas là. Il a eu le temps de regarder l'intégrale de *Lost*.

Ils ont passé trois mois dans une bulle.

Puis, ils ont recommencé à sortir, à se payer du bon temps. Ils allaient voir des spectacles de musique et d'humour, de Jean-Marc Parent aux Chick'n Swell. Jolyane était un bon public. C'était la fille dans la salle – il y en a toujours une – qui rit plus fort que les autres.

Chaque fois qu'ils le pouvaient, ils partaient en camping avec, dans leur sac à dos, le strict minimum : un sac de couchage, quelques trucs à manger et, toujours, quelques bières et une bouteille de vin rouge. Ils marchaient dans la nature, s'arrêtaient sur le bord d'une rivière pour y passer la nuit. Seuls au monde.

Ils ont emménagé ensemble six mois plus tard, dans le sous-sol d'une jolie maison de Sillery. Jolyane sortait parfois seule avec ses amies, elle rentrait tard, souvent aux petites heures de la nuit.

Elle allait bambocher avec sa gang de filles, qui laissaient toutes leur homme à la maison. Elles s'étaient connues célibataires, avaient encore besoin de se retrouver ensemble. Jolyane se maquillait, s'habillait sexy, embrassait Martin avant de partir.

— Bonne soirée, mon chéri !

Martin n'aimait pas ça, il le lui a dit. Ils se sont parlé, comme le font la plupart des couples, quand le quotidien rattrape Cupidon. Quand on se demande combien de temps on pourra continuer comme ça. C'est là, habituellement, que la fille regrette que le gars ne change pas. Et que le gars, lui, regrette le contraire.

Les rôles étaient inversés. Martin avait recommencé à travailler, n'avait plus le goût de sortir autant. Ils ont fait le point. Se sont demandé s'ils resteraient ensemble et, si oui, s'ils se sentaient prêts à avoir des enfants. Jolyane voulait des enfants, Martin aussi.

Il y avait autre chose. Martin trouvait que Jolyane s'amusait à aguicher les hommes, il n'aimait pas qu'elle les aborde aussi spontanément, sous prétexte qu'ils avaient l'air gentil. Elle n'y pouvait rien, elle était sociable. Elle avait tellement d'amis.

Jolyane avait les défauts de ses qualités. Martin était étourdi par tous ces regards qu'elle attirait, lui qui préférait faire tapisserie. Elle levait la tête, il la baissait. Jolyane reprochait le contraire à Martin. Elle le trouvait introverti, grognon.

— Joly, est-ce que tu penses qu'on serait mieux de se laisser ?

— Ça serait trop facile de se laisser, Martin. Quand on aime quelqu'un, il faut accepter de vivre avec ses défauts. C'est facile de vivre avec les qualités, il faut arriver à vivre avec les défauts.

Ils étaient prêts à accepter ça. Ils ne se sont plus chicanés après, ou si peu.

DEVINE QUOI ?

Jolyane était debout entre le divan et la télé, elle faisait cette petite danse, à la Ding et Dong, qu'elle mimait lorsqu'elle était contente. Martin regardait un match du Canadien.

— Devine quoi ?

— Joly, tu me caches la télé…

Jolyane ne s'est pas tassée, elle s'est mise à trépigner avec plus d'entrain encore.

— T'es enceinte ?

— Oui, regarde.

— Wou-ou !!!!

Elle lui a tendu le test, avec un gros + rose dessus. Ils se sont sauté dans les bras, se sont étreints. Ils étaient vraiment contents. Ils avaient décidé d'avoir des enfants, ils étaient prêts maintenant, leur bonheur était total. Jolyane fixait le + en souriant.

— Il va falloir garder le secret.

— Tu ne seras jamais capable, Joly…

Elle venait tout juste d'arrêter la pilule, son médecin lui avait dit que les chances qu'elle tombe enceinte le premier mois étaient extrêmement minces. Presque nulles. Elle avait acheté trois tests, ils étaient en promotion, a refilé les deux autres à une amie.

Jolyane avait toujours rêvé d'avoir des enfants, deux enfants. Elle gardait de beaux souvenirs de son enfance, avec sa grande sœur Isabelle et son petit frère Sylvain. Ses parents, Ginette et Roger, étaient mariés depuis 30 ans. Même chose pour Martin et ses deux sœurs, Annie et Barbara. Leurs parents, Diane et Germain, étaient toujours en amour.

C'était maintenant au tour de Martin et Jolyane de fonder une famille, en s'imaginant vieillir amoureux.

Il restait à Jolyane cinq ans à vivre.

Enceinte, elle rayonnait. Sa peau, qui lui donnait habituellement du fil à retordre, s'était métamorphosée. Son sourire, déjà radieux, l'était davantage. Il y avait dans ses yeux des étoiles.

Du jour au lendemain, la grossesse est venue gommer toutes ces années où Jolyane manquait de confiance en elle. Depuis son adolescence, elle n'aimait pas l'image que lui renvoyait le miroir, elle passait des heures à se maquiller, à se faire belle. Enceinte, elle se savait belle.

Martin et Jolyane se sont mis à penser à l'avenir, à en parler, comme jamais avant. De couver ensemble cet heureux secret les a rapprochés, Martin prenait un soin jaloux de son amoureuse. Et de son enfant.

Ils ont attendu presque trois mois avant d'annoncer la bonne nouvelle. Ils sortaient autant dans les restaurants, personne n'a remarqué que Jolyane ne buvait pas. Elle buvait déjà peu, se proposait souvent comme conductrice désignée. De toute façon, elle n'avait pas envie de boire, elle avait le cœur sur le bord des lèvres.

Ses amis n'y ont vu que du feu. Ou presque. Lors de certains soupers, ses amies allaient à la pêche.

— Quand est-ce que vous allez faire un bébé?

— On ne sait pas encore…

— Me semble que vous seriez mûrs pour ça!

— On travaille là-dessus…

Cent fois, ils ont failli vendre la mèche. Jolyane voulait attendre Noël pour annoncer la bonne nouvelle, elle s'est dit que ça ferait un beau cadeau pour tout le monde. À part Martin, personne ne la savait en retrait préventif.

— Oui allô!

—Jo?

— C'est moi…

— Ça va? Qu'est-ce que tu fais à la maison?

Sa mère était au bout du fil. Jolyane a failli se faire prendre la main dans le sac.

— Est-ce que tout est correct?

— Ben oui, maman. C'est juste que j'ai échangé un congé avec Martine. Elle avait besoin que je la remplace vendredi, elle me remplace aujourd'hui. Je vais pouvoir faire un peu de ménage, j'ai un million de choses à faire.

Jolyane avait toujours un million de choses à faire.

Le 24 décembre, Martin et Jolyane sont arrivés les bras chargés de paquets, une bouteille de vin et un cadeau pour l'hôtesse. Elle offrait toujours un cadeau d'hôtesse quand elle était reçue, que ce soit sa mère, un bon ami ou une connaissance.

— Maman, ouvre ton cadeau!

— Prends le temps d'enlever ton manteau !

— Allez, ouvre-le, ça ne se garde pas longtemps à la température de la pièce !

Ginette a ouvert la boîte dans le hall d'entrée, devant sa fille encore tout emmitouflée. Elle se demandait bien ce qu'elle avait encore déniché comme cadeau.

C'était un joli bas de Noël, avec trois mots dessus : « Mon premier Noël ».

Jolyane et Ginette se sont serrées fort dans leurs bras. Roger a embrassé sa fille. Ils pleuraient de joie.

— Tu feras une très bonne maman.

— Merci, maman. J'espère faire aussi bien que toi.

Le réveillon a été un des plus beaux de Jolyane, sa vie n'avait jamais été aussi parfaite. Elle avait tout ce dont elle avait toujours rêvé, un travail qu'elle adorait, un homme dont elle était follement amoureuse, une maison avec un spa, des amis à la tonne. Et un enfant dans son ventre.

Ils soupaient le lendemain dans la famille de Martin. Jolyane a branché sa caméra au téléviseur, les photos ont commencé à défiler pendant que les gens parlaient. Sont apparus des clichés de leur voyage à Cuba, de leurs amis, de leurs escapades. Puis, la photo du test de grossesse. La mère de Martin a été la seule à la remarquer.

— C'est quoi ça ?

Elle avait compris. Elle a serré Jolyane contre elle, son Martin aussi. Elle serait bientôt grand-maman.

Jolyane avait du temps en quantité, elle en profitait. Elle prenait de longs bains, faisait de grandes marches. Elle s'adonnait aussi à son passe-temps préféré, le magasinage. Jolyane parlait à son bébé, Martin lui jouait de la guitare. Collé sur le nombril.

Jolyane lisait tout ce qui lui tombait sous la main au sujet de la grossesse et des enfants. Elle suivait à la lettre tous les conseils de son médecin, se privait de sushis, de saumon fumé, de tartares, de fromages mous, de charcuterie. À une exception près : elle se permettait quelques gorgées de vin.

Elle était abonnée aux forums de mamans, y trouvait plus de sources d'inquiétude que de réconfort. Elle voulait tellement que tout se passe bien, elle ne voulait rien laisser au hasard.

Ils continuaient d'aller au restaurant autant qu'ils pouvaient, se faisaient des réserves de moments à deux et de soirées entre amis. Ce ne serait jamais tout à fait pareil après.

À la fin du deuxième trimestre, ils se sont payé une échographie en trois dimensions au privé, Jolyane avait tellement hâte de lui voir la bouille. Elle l'a trouvé magnifique.

— *Ark* ! il est affreux !

— T'es con...

— Mais c'est vrai, sérieux, il a l'air d'un extraterrestre !

Martin n'arrivait pas à déceler de la beauté dans ce visage fripé, difforme. Il trouvait son compte ailleurs, c'était clairement un garçon. Il était content. Petit, il avait toujours voulu avoir un frère. Jolyane aussi voulait un gars, elle trouvait ça plus simple.

Dès qu'elle a su le sexe, Jolyane a décoré la chambre. Elle ne voulait pas qu'elle soit bleue, beaucoup trop classique. Le vert était tendance, pas le vert lime qu'on voit dans toutes les cuisines, plutôt celui qui tire entre l'olive et l'avocat. C'était la couleur de l'espoir.

Ginette venait de prendre sa retraite, ça lui donnait du temps pour magasiner avec Jolyane. Ginette, comme sa fille, a toujours aimé magasiner, elle ne se faisait pas prier pour faire le tour des boutiques. Elles revenaient rarement les mains vides.

À sept mois de grossesse, la chambre était fin prête. Jolyane avait créé une petite jungle. Les toutous, le mobile et l'édredon donnaient à la pièce des airs de safari.

Elle avait passé des heures à préparer la chambre, à s'y bercer en attendant le jour de l'accouchement. Elle caressait son ventre en chantant, en parlant doucement. Elle soliloquait pendant que cet enfant grandissait en elle. Et qu'il bougeait.

Elle adorait sentir la vie prendre ses aises à l'intérieur de son corps. Plus sa bedaine grossissait, plus elle passait de temps à la tâter pour trouver les fesses, la tête, les jambes. Elle s'amusait à lui chatouiller les pieds, riait avec lui.

Elle aimait voir son ventre se tendre, se bosseler, s'animer de monticules mouvants. Jolyane passait de longues minutes à l'observer se déformer. Elle l'avait même filmé, en décrivant la scène.

— Maman, va voir dans tes courriels, je t'ai envoyé une surprise !

— OK, je te rappelle.

Ginette a ouvert l'ordinateur, elle a regardé le ventre de sa fille danser.

Martin aimait aussi sentir le ventre de Jolyane bouger sous ses doigts. Il bougeait sans arrêt.

On dirait que je vais accoucher d'un extraterrestre !

— Si on se fie à sa face à l'échographie, ça ne m'étonnerait pas !

— T'es niaiseux…

Dans la commode, les petits vêtements étaient propres et pliés, les couches déjà empilées sous la table à langer. Sur le mur, un mot en majuscules : DREAM. C'était son rêve à elle, celui d'avoir un enfant, de fonder une famille. Il était en train de se réaliser.

— On l'appelle comment ?

— Martin junior.

— T'es pas sérieux ?

Il ne l'était pas, faisait comme si. Il aimait tellement voir l'expression sur le visage de Jolyane, quand elle ne savait pas sur quel pied danser. Martin était un pince-sans-rire.

Jolyane hésitait entre Alex, Mathias et Raphaël.

Ils venaient d'emménager dans leur toute première maison, un petit jumelé recouvert de briques blanches, deux chambres, un spa. Jolyane adorait le blanc. Elle avait dessiné les plans pour la rénover.

Elle avait trouvé la maison par hasard, en se promenant dans les rues du quartier, en remarquant la pancarte «à vendre» noire et orange plantée dans le gazon. La maison n'était annoncée nulle part, elle n'était vendue ni par un agent ni par DuProprio.

Jolyane avait des idées de grandeur, elle écoutait toutes les émissions consacrées à la décoration, collectionnait les magazines. Elle ne s'imposait pas de limites, au grand dam de Martin. Il travaillait le jour, rénovait souvent pendant une partie de la nuit.

Au matin, Jolyane inspectait le travail.

— Il y a un petit défaut là, en haut…

— *Come on*, Jolyane, personne ne va remarquer ça.

— Est-ce que ça serait compliqué de l'arranger ?

— Oublie ça.

Martin venait de passer la nuit à faire un mur en pâte de verre. Plus jamais. Le bébé n'était pas encore arrivé, Martin était déjà fatigué. Jolyane courait les boutiques et les aubaines, elle biffait des éléments sur sa longue liste de choses à faire.

Il fallait que tout soit prêt pour l'arrivée du bébé. Jolyane avait terriblement hâte de manger des sushis. Et de boire du vin rouge.

LE SEVEN

Jolyane a eu 27 ans le 11 février 2009. Elle a fêté ça comme d'habitude avec son amie Karine, née la veille, un an plus tôt qu'elle, et avec les six autres de la bande. Elles étaient huit amies, inséparables.

Jessie et Marie-Joëlle s'étaient connues au primaire, en 6ᵉ année, Geneviève V. , Karine, Mélissa, Geneviève C. et Marie-Hélène s'étaient jointes à la bande au secondaire. Elles ont vécu leur adolescence ensemble, ont commencé à sortir dans les bars. Elles sortaient beaucoup.

Les filles s'amusaient à s'imaginer que dans plusieurs années, quand elles seraient «vieilles», elles auraient leur bar à elles. Elles l'appelleraient le Seven. Le nom est resté.

Deux filles du Seven travaillaient au Liquor Store, c'est là qu'elles ont rencontré Jolyane, qui y travaillait aussi. Elles sont tombées sous son charme, comme si elle avait toujours fait partie de la bande. Les trois mousquetaires étaient quatre, les filles du Seven étaient huit.

Lorsque Karine, Geneviève C. et Jolyane travaillaient ensemble au «Liq», elles jouaient les meneuses de foule. S'il manquait d'électricité dans l'air, elles montaient sur scène, faisaient tourner leurs hanches et leurs bras comme si elles s'apprêtaient à lancer un lasso.

Elles faisaient mouche chaque fois.

Au début, Jolyane se sentait comme un corps étranger de l'heptade. Ce serait toujours sept plus un, elle s'était jointe au Seven sur le tard, en 2003. Elle sentait les années de complicité à rattraper, les souvenirs dont elle ne ferait jamais partie. Elle avait une côte à remonter.

— Les filles, je ne serai jamais vraiment dans la bande des Seven.

— Ben oui, Jolyane. Le Seven, c'est qu'on a chacune sept amies.

Karine trouvait toujours les bons mots. Jolyane leur a toutes donné des surnoms : Chelssie, Jojo, Ge Vez, Boulie, Miss, Ge Cool et Marie-Barie. Ils sont restés.

Joly – c'était son surnom à elle – n'a plus jamais douté de l'amitié du Seven. Des amies à la vie, à la mort. C'était une façon de parler. La mort, c'était dans très longtemps. D'ici là, elles allaient profiter de la vie, faire la fête.

Été 2004, elles se sont payé une virée à Montréal, sont passées devant un tatoueur. Jessie a ralenti le pas.

— Les filles, ça vous tente-tu d'aller vous faire tatouer ?

— On se ferait tatouer quoi ?

— Ben… je sais pas trop… Seven ?

Elles s'étaient déjà dit qu'elles se feraient faire un tatouage, toutes le même, le moment était venu. Elles allaient immortaliser leur amitié, à l'encre noire, sous leur peau. Elles s'apprêtaient à sceller un pacte.

Elles sont entrées dans l'échoppe. Pas toutes. Deux filles sont restées sur le trottoir. Elles n'étaient pas prêtes, le pacte allait attendre.

La fin de semaine, elles sortaient souvent sur la Grande Allée, surtout au Maurice. Elles se donnaient rendez-vous par texto ou par téléphone, se mettaient sur leur trente-et-un, allaient s'éclater. Jolyane aimait se faire belle pour sortir, elle aimait faire tourner les têtes.

L'effet qu'elle provoquait était saisissant.

Les huit filles du Seven ne passaient pas inaperçues. Elles se tenaient en formation serrée, bien malin celui qui serait tenté de s'immiscer dans ce cercle intime, presque sacré. Elles s'installaient au comptoir tenu par leur barman préféré.

Guillaume Beaudet savait qu'il allait avoir une excellente soirée. Il gardait la bouteille de Jack Daniel's pas très loin, le gin, la vodka et l'amaretto aussi. Les filles enfilaient les cocktails et les *shooters*, elles payaient les tournées à tour de rôle.

Elles prenaient des photos, sourire aux lèvres, verre à la main.

Elles allaient danser. Jolyane adorait danser, elle le faisait à sa façon, se foutait bien de ce que les autres allaient penser. Elle lâchait son fou plus qu'elle ne dansait, les filles du Seven faisaient la même chose. Elles étaient belles à voir. Et drôles.

Elles sortaient cinq ou six soirs par semaine, ce qui ne les empêchait pas d'aller travailler le matin. Jolyane n'a jamais manqué une journée de travail parce qu'elle avait abusé, ses patients n'avaient pas à faire les frais de ça. Elle arrivait à l'heure, souriante. Et elle remettait ça le soir venu.

Jolyane faisait développer les photos de leurs virées, elle en faisait des albums. Jolyane aimait les regarder sur du vrai papier, pas seulement en pixels à l'écran. Elle aimait choisir les meilleures, les assembler, les commenter. Elle se rappelait en détail chaque soirée.

Elle ferait la même chose, plus tard, quand elle aurait des enfants, comme sa mère avait fait pour elle.

Jolyane a été la troisième des Seven à être enceinte. Elle sortait moins souvent, ne buvait plus, mais y prenait autant de plaisir. Elle pouvait se reposer le lendemain, n'avait plus à se pointer au travail. Elle profitait au maximum de son retrait préventif.

Le jour de ses 27 ans, Jolyane était enceinte de quatre mois et demi. Les filles du Seven l'ont fêtée avec Karine, dans un petit restaurant asiatique, le Thang Long. Jolyane s'est permis une coupe de vin rouge. Elle l'a siroté pendant tout le repas, pour faire durer le plaisir. Elles ont fini ça au Maurice, au « bar à Beaudet ».

Au souper, elle a reçu des cadeaux pour elle, pas pour le bébé. Elle avait entendu trop d'histoires de femmes qui se sont oubliées en devenant des mères. Ça ne lui arriverait pas, elle resterait l'amie, l'amoureuse et la confidente. Elle s'était juré que les enfants ne l'empêcheraient pas de vivre sa vie.

Elle n'avait pas pensé à la maladie. À 27 ans, on ne pense pas à ça.

Fin mai, les filles étaient de nouveau réunies pour son *shower*. Elle l'a organisé toute seule. Les filles du Seven s'étaient offertes pour lui donner un coup de main, elle a décliné gentiment. Après tout, se disait-elle, on n'est jamais mieux servi que par soi-même. Jolyane ne laissait rien au hasard.

Elle était comme ça dans la vie, elle préférait organiser que de se faire organiser, aimait mieux donner que recevoir, pensait aux autres, se surprenait que les autres pensent à elle.

Elle avait prévu des activités, des cadeaux pour chacune de ses amies. Elle s'est organisé le *shower* dont elle a toujours rêvé. Elle a pris des dizaines et des dizaines de photos, en se disant que ça lui ferait de beaux souvenirs. C'était son moment à elle.

Comme le veut la tradition, toutes ses amies lui ont donné un cadeau, pour le bébé cette fois. Elle leur a envoyé, le lundi 1ᵉʳ juin, un courriel pour les remercier. Dire merci, c'était sa marque de commerce, elle ne manquait jamais une occasion de le faire :

MERCI à toi Geneviève et à toi Marie-Hélène pour le petit matelas à langer, ainsi que la petite housse en chamois qui lui gardera les petites fesses au chaud lors des changements de couches interminables !

MERCI à toi Karine, à toi Chelssie et à toi Joanie pour les Little Puma, futurs complices de ses premiers pas… Martin les a déjà exposés dans la chambre !

MERCI à toi Tante Jojo de t'assurer de la bonne alimentation de mon ti-homme… je te promets d'en faire un beau GROS bébé !

MERCI à toi Ge Vezzz pour le petit kit avec thermomètre, coupe-ongles… brosses à dents. Je n'ai plus le choix de bien l'entretenir… moi qui voulais en faire un bohème !

MERCI à toi Pascale, à toi Cindy et à toi Jaimie pour les nombreuses couches, c'est franchement un indispensable, et surtout merci de ne pas en avoir choisi des lavables !

MERCI à toi Marie-France pour le beau porte-bébé… Martin se promène déjà avec dans la maison… je n'ose pas encore lui dire qu'il est vide !

MERCI à toi Catherine pour le miroir d'auto, celui-ci me permettra de faire des concours de grimaces avec mon ti-homme durant les bouchons de circulation !

MERCI à toi grande sœur pour le tapis de jeu que je rêvais d'avoir... je t'ai bien eue, maintenant que je l'ai, pas question que Mathias y touche!

MERCI à toi Babou pour le magnifique parc... cela le gardera sûrement tranquille... deux minutes dans la journée!

MERCI, MERCI, MERCI 1000 X à vous toutes! J'ai adoré mon shower grâce à vous mes amies en or. Je vous aime si fort... merci d'être aussi présentes pour moi en tant que supporters dans mon futur rôle de maman, mais surtout en tant qu'amies. C'est toujours un plaisir de passer du temps avec vous, votre présence m'amène énergie, folie et réconfort. Plus les années passent et plus je le ressens.

Sincèrement merci,

Joly xxxxxx

MATHIAS

Mathias s'est pointé le 26 juillet 2009, une semaine avant la date prévue.

Martin avait accepté un dernier contrat avant l'accouchement, il allait aider un bon ami à rénover sa maison. À Ottawa. Son téléphone a sonné, Jolyane était au bout du fil.

Il était midi.

— T'es où?

— Je viens juste d'arriver, je sors de l'auto.

— Je viens juste de perdre mes eaux!

— Quoi???

— Allez, reviens vite!

— Ben là, je…

— *Enwèye!*

Martin a fait demi-tour, repris la route en direction de Québec, ravalant à rebours les 440 kilomètres parcourus. Il est arrivé tout essoufflé dans la salle d'accouchement, il était 18 h 30.

— S'cuse-moi Joly, il y avait du trafic à Montréal…

Jolyane était dilatée à 7 centimètres, elle a tout de suite demandé la péridurale, son ventre voulait fendre. Elle n'avait jamais ressenti une douleur comme celle-là, si intense, si paralysante. Elle n'avait pas le temps de reprendre son souffle entre les salves de coups de canon.

L'infirmière est passée prendre ses signes vitaux.

— Ça prend combien de temps avant que ça marche ?

— C'est assez rapide.

— On dirait que ça ne fonctionne pas.

— Ça devrait.

Ça n'a pas fonctionné. Jolyane a ressenti chacune des contractions lui transpercer le ventre, pendant des heures. Chaque fois, elle hurlait. Quand Mathias est sorti, à 3 h 30, elle était épuisée.

Martin n'en menait pas large non plus.

Ils ont passé deux nuits à l'hôpital sans dormir, à se lever chacun leur tour pour changer la minuscule couche avec leurs doigts maladroits. Jolyane a commencé à allaiter, ça prenait une éternité chaque fois. Soit elle ne produisait pas assez, soit Mathias était insatiable.

Ils sont revenus à la maison à trois, ont déposé Mathias dans son lit, sous le mot DREAM, en espérant que ça lui donne le goût de dormir. Mathias était un beau gros bébé, mais il ne dormait pas beaucoup. Ses parents non plus. On les avait pourtant avertis. Ils étaient si fatigués.

Leurs amis défilaient les uns après les autres pour voir leur garçon flambant neuf. Martin et Jolyane réalisaient à quel point ils avaient beaucoup d'amis. Mathias était blond comme Martin quand il était bébé, il avait les yeux noirs de Jolyane. Il était magnifique, évidemment.

Jolyane aurait voulu continuer à allaiter, mais Mathias n'avait pas le tour avec le mamelon, qu'il enfilait tout croche dans sa bouche. Pendant deux ou trois semaines, tant bien que mal, elle s'est tiré du lait qu'elle mélangeait à du lait en poudre.

À la fin, elle ne produisait que quelques gouttes. Martin et Jolyane ne s'appartenaient plus. Ils se relayaient pour les biberons, pour les couches, pour les bains. Pour nettoyer avec un coton-tige le bout noirci du cordon ombilical. Ils n'arrêtaient pas une seconde.

Sauf les samedis soir. Jolyane et Martin sortaient, c'était un rituel, une condition *sine qua non* de Jolyane. Sa mère gardait Mathias, ils allaient souper en amoureux, toujours dans un nouveau restaurant. Ils avaient besoin de se retrouver, pour ne pas se perdre.

Lentement mais sûrement, ils ont retrouvé leur erre d'aller. Martin a recommencé à travailler, Jolyane s'est fait une petite routine avec le bébé. Elle le connaissait mieux, le comprenait mieux.

Elle devenait une mère, pour vrai, se débrouillait plutôt bien au jeu «devine pourquoi je pleure».

À deux mois, Mathias s'est mis à vomir. Il buvait son lait pendant toute la journée et hop! le soir venu, il dégobillait le tout sur le beau parquet posé par Martin. Ou dans son lit. Il fallait parfois changer ses draps quatre fois par nuit.

Mathias perdait du poids, mais gardait le sourire. Il n'avait pas l'air d'un enfant malade.

Jolyane a appelé Info-Santé, l'infirmière lui a dit de surveiller ça, mais qu'il n'y avait pas lieu de s'inquiéter pour l'instant. Elle lui a parlé d'intolérance au lactose, de reflux. Jolyane est allée fouiner sur Internet, ce qu'elle y a trouvé l'a rassurée. C'était bien la première fois.

Fin octobre, Ginette a pris le bébé pendant une fin de semaine, pour que Martin et Jolyane puissent se changer les idées, au lieu de changer les couches et les draps.

Ils avaient loué un chalet à Stoneham avec une bonne trentaine d'amis, pour les 30 ans d'Antoine, le copain de Marie. La joyeuse bande du Seven y était presque au grand complet. Ils sont allés se promener dans le bois pendant la journée, sont rentrés pour l'apéro. La journée était parfaite.

Jolyane a appelé sa mère un peu avant minuit pour prendre des nouvelles de Mathias. Le médecin avait prescrit une nouvelle formule de lait maternisé, leur avait dit d'aller à l'hôpital si ça ne fonctionnait pas.

— Et puis ?

— Mathias a vomi beaucoup.

— Plus qu'à l'habitude ?

— Je dirais, oui.

— On s'en vient.

Martin et Jolyane n'ont fait ni une ni deux, ils ont déposé leur coupe sur le comptoir. Ils ont attendu, le temps que Martin cuve l'alcool qu'il avait ingurgité jusque-là. Ils ont pris la route à 3 h, sont passés chez Ginette récupérer Mathias, qu'ils ont conduit à toute vitesse à l'hôpital.

Ils sont arrivés au CHUL à 4 h. Ils s'étaient dit, naïvement, que ça irait rapidement à cette heure-là, que le médecin suspecterait comme eux une intolérance au lactose, qu'ils repartiraient avec une ordonnance.

Il leur a fallu trois heures pour voir l'urgentologue, qui ne trouvait pas ce qui clochait avec Mathias. Il a demandé l'avis d'un pédiatre, a commandé une série d'examens, des dizaines de prises de sang.

L'intolérance au lactose était écartée. Martin et Jolyane l'ont compris lorsque le cardiologue est entré dans le bureau, qu'il a posé sa main sur la petite poitrine de Mathias. Le médecin a fait une moue qui n'augurait rien de bon. Il a sorti son stéthoscope pour confirmer ce qu'il sentait sous ses doigts.

— Votre fils a un souffle au cœur, je le sens clairement.

— Est-ce que c'est grave ?

— Ça dépend. On en saura plus quand on aura les résultats des examens.

Jolyane et Martin sont restés avec ce point d'interrogation pendant trois longues heures, à espérer que la vie ne leur fasse pas faux bond. Jolyane serrait Mathias dans ses bras, lui caressait les cheveux. Il était si petit, si fragile. Si précieux.

Le diagnostic est tombé 18 heures plus tard. Mathias était cardiaque, il avait trois mois.

Une valve du cœur de Mathias faisait défaut, sa vie était en danger. Il a été hospitalisé sur-le-champ à l'unité de cardiologie pour enfants, branché, piqué, testé. Il a été question de l'opérer à cœur ouvert, le risque était grand.

Martin est sorti dans le corridor avec Mathias dans les bras. Il s'est effondré sur le sol en pleurant.

Le médecin leur avait dit :

— Généralement, ça se passe bien…

Ils ont complété la phrase dans leur tête, « mais parfois, ça ne se passe pas bien ».

Jolyane s'est précipitée à la maison pour chercher des vêtements et des jouets. Elle a appelé sa mère avant d'entrer, elle s'est effondrée aussi, à côté de son auto. Elle était recroquevillée, pleurait. Elle n'arrivait pas à croire que son fils allait peut-être mourir.

— J'ai tellement mal à mon cœur de maman…

— Fais-lui confiance, ma belle. Il a survécu par lui-même jusqu'à aujourd'hui, c'est un combattant.

— C'est vrai, tu as raison.

Jolyane a appelé Ge Cool, pour qu'elle annonce la mauvaise nouvelle au Seven. Elle était incapable de parler, elle criait. C'était un cri viscéral, déchirant, comme ceux qu'elle avait poussés en accouchant. Elle s'est ressaisie, à peine, juste assez pour expliquer ce qui se passait. Elle était disloquée.

Geneviève lui a envoyé un texto :

> *Ne lâche pas, tu vas voir, bientôt le soleil va se remettre à briller.*

Quelques jours plus tard, Jolyane a envoyé des nouvelles par courriel à ses amies :

> *Dernières nouvelles… ça ne va pas bien pour notre ti-homme… Mathi a une hypertrophie de l'oreillette gauche à cause d'une défaillance des valves. C'est la valve la plus difficile à opérer, on n'a donc aucune garantie de la réussite de l'intervention. Il est sous médication. Ils vont le gaver afin de lui faire prendre du poids. Il va être opéré à cœur ouvert lorsque son cœur sera d'une grosseur adéquate. Il ne peut pas survivre jusqu'à 20 ans s'il ne se fait pas opérer. Malgré tout… ce petit ange réussit à sourire… c'est un petit champion.*
>
> *Je vous prie de penser très fort à ce petit héros de trois mois. Nous serons donc en cardiologie au Centre mère-enfant 24 h sur 24 pour*

les prochaines semaines. On vous demande de ne pas appeler svp, on va d'abord avaler la pilule et prendre soin de notre fils et de nous-mêmes.

Martin et Jolyane ont veillé Mathias en alternance pendant une longue semaine à l'hôpital. Quand ils allaient à la maison, ils ne pouvaient pas s'empêcher de voir la belle chambre vide, la jungle déserte, les murs verts comme l'espoir et ce mot : DREAM. Les draps du lit étaient tirés.

À l'unité de cardiologie pour enfants, pendant sept jours, Jolyane et Martin ont côtoyé la maladie comme jamais auparavant. Comparé aux autres, Mathias n'était pas si mal en point. Rien à voir avec ce petit garçon, hospitalisé presque en permanence depuis sept ans.

Il venait de Sept-Îles, ses parents avaient élu domicile au Manoir Ronald McDonald. Ils y passaient plus de temps que dans leur maison. Ils avaient un autre enfant, une fille, elle vivait chez ses grands-parents.

Le médecin a tenté un médicament *in extremis*, le minuscule cœur de Mathias s'est stabilisé, assez pour repousser le bistouri. Ce n'était que partie remise. Tôt ou tard, Mathias devrait être opéré.

Jolyane n'arrivait pas à se faire à cette idée, que son petit Mathi passerait sous le bistouri, que sa cage thoracique serait écartelée, que sa peau, parfaite, porterait à jamais la marque de cette agression. Elle ne voulait pas qu'il souffre, jamais.

Ginette, infirmière en psychiatrie comme sa fille, cherchait les mots pour apaiser Jolyane. Elle s'est rappelé avoir vu à la télévision le témoignage d'une fillette, opérée au cœur pour le même problème que Mathias. « Ma cicatrice est comme un tatouage qui signifie la vie et qui confirme que je suis unique. »

Jolyane aimait cette idée-là. Et puis, il y avait cette fillette, à quelques chambres de celle de Mathias, qui avait exactement la même malformation que lui. Elle avait été opérée à cœur ouvert une semaine plus tôt et, déjà, elle sautait dans son lit.

— Mathias va s'en sortir.

— C'est sûr, Joly.

Dans le meilleur des mondes, Mathias se rendrait à l'adolescence grâce aux médicaments. Si jamais la valve faisait des siennes avant, il faudrait passer sous le bistouri chaque année pour la rafistoler. C'est ce qui attendait cette fillette, une chirurgie par année en attendant sa valve mécanique.

Qu'est-ce qui attendait Mathias?

Jolyane a redonné des nouvelles à ses amies, elles étaient meilleures. Ils retourneraient bientôt à la maison, reprendre la vie où ils l'avaient laissée une semaine plutôt, à quelques détails près :

> *Mathias est presque au troisième grade de l'évolution de sa maladie et au quatrième, ils doivent opérer. Ils vont améliorer sa condition pour pouvoir le réopérer plus tard. C'est une anomalie qui normalement provoque d'autres anomalies, mais pour l'instant, Mathias n'en a pas. C'est la bonne nouvelle du matin, seulement un cas sur 5 000 est similaire et c'est positif.*

> *Il devrait sortir de l'hôpital d'ici vendredi, il prendra des médicaments et il sera suivi à l'externe par une cardiologue. Il devrait avoir une vie assez normale quand même. Bien entendu, il ne pourra pratiquer de sports de contact et s'essoufflera plus rapidement qu'un autre, mais il sera quand même un bon garçon intelligent, plein de charisme, qui s'épanouira comme quiconque avec un cœur en santé.*

Même en étant ausculté de tout bord tout côté, avec des parents qui s'effondrent en larmes aux 15 minutes, il continue de sourire à tout le monde en nous donnant la force nécessaire pour accepter cette injustice… C'est terrible de voir tous les enfants malades ici, mais c'est merveilleux de voir la force qui les habite et Mathias fait maintenant partie de ceux-ci.

Quand ils sont revenus à la maison, Martin et Jolyane n'avaient plus l'insouciance des nouveaux parents. Ils ont pris la mesure de la chance qu'ils avaient eue, malgré tout, et de la fragilité de la vie. Il s'en est fallu de peu pour qu'ils reviennent seuls.

— On est chanceux quand même, Martin.

— Ça aurait pu être tellement pire.

Les malformations cardiaques viennent rarement seules. Mathias était l'exception qui confirme la règle, tout le reste de son corps fonctionnait au quart de tour.

Les allers-retours à l'hôpital faisaient partie de leur nouvelle vie, les médicaments aussi. Mathias devait en prendre trois — matin, midi et soir — pour ralentir le rythme de son cœur et éliminer l'eau de son système sanguin. Il fallait croiser les doigts pour qu'ils fassent effet longtemps, pour repousser la chirurgie le plus possible.

Ils ont recommencé à donner le biberon à leur fils, qui ne vomissait plus. Chaque biberon était une petite victoire, le cœur tenait bon. Mathias s'est enfin mis à engraisser.

À côté de cette épreuve, les petits tracas du quotidien ne faisaient pas le poids. Rien n'arrivait à la cheville de la peur qu'ils avaient eue. Ils se sentaient plus forts, presque invincibles. Désormais, rien ne pouvait plus avoir raison de leur bonheur.

Martin et Jolyane s'aimaient plus encore, si la chose était possible. Ils étaient plus tranquilles, plus casaniers, les premiers mois du moins. Ils avaient toujours cette épée de Damoclès au-dessus de leur tête. Ils observaient Mathias, écoutaient ses respirations. Jolyane se levait plusieurs fois par nuit pour s'assurer qu'il allait bien. Que son cœur battait encore.

Elle avait eu tellement peur de perdre cet enfant qu'elle avait désiré, couvé. L'histoire qu'elle avait imaginée ne pouvait pas s'arrêter comme ça. Une mère ne devait pas perdre son enfant. Selon l'ordre normal des choses, c'est l'enfant qui doit perdre sa mère, quand il devient une grande personne.

Pas avant.

Mathias restait fragile. Son cœur étant plus gros que la moyenne, il écrasait un peu le poumon gauche. Un rhume, une gastro, c'était trois ou quatre jours à l'hôpital. Il fallait faire attention, lui donner rigoureusement ses médicaments, le protéger.

Jolyane ne voulait pas le surprotéger. Elle voulait qu'il soit comme les autres, point. N'empêche, Mathias avait ses entrées au CHUL, il en connaissait les airs. L'hiver a été long, les rhumes nombreux.

Une fois de temps en temps, Jolyane donnait de ses nouvelles aux amies. Elle aurait tellement voulu les voir plus souvent :

> *J'ai terminé mon sapin et j'ai commencé à emballer mes cadeaux. Je ne vais plus prendre de marches avec Mathi, le temps est trop poche ! Ça me donne donc TOUT le temps afin de fabriquer moi-même mes cartes de vœux… Le ti-homme grandit à vue d'œil… on va voir son cardiologue le 9 décembre et ça va pas mal nous diriger pour savoir la date de l'opération. En espérant, bien sûr, ne pas passer les fêtes au Centre mère-enfant… vous viendrez klaxonner devant notre fenêtre le 31 au soir !!!*

La cardiologue avait de bonnes nouvelles : le cœur de Mathias tenait le coup, ils passeraient les fêtes à la maison.

Mathias

Ils ont célébré leur premier Noël en famille, Mathias avait cinq mois. Il s'en était fallu de peu qu'ils soient juste tous les deux. Ils l'ont échappé belle, en étaient conscients. Et reconnaissants. Ils savaient maintenant qu'ils passeraient à travers tout, ensemble.

L'année 2009 avait été faite de montagnes russes, Martin voulait qu'elle se termine sur une bonne note. Mathias dormait chez Ginette, ils avaient toute la soirée devant eux.

— Joly, ça te tente d'aller patiner à la Place d'Youville ?

— Bonne idée !

C'était le 25 décembre, une fin de soirée magnifique. Martin et Jolyane ont patiné en amoureux, le Capitole était illuminé. Martin a pris la main de Jolyane, l'a fait tournoyer, s'est agenouillé devant elle.

— Est-ce que tu veux te fiancer avec moi ?

Martin a sorti de sa poche un écrin de velours, l'a ouvert. Les lumières du Capitole ont fait scintiller le diamant.

BILLY

Pour la fête d'un an de Mathias, Jolyane voulait acheter un chat. C'était un prétexte, évidemment, une façon détournée de convaincre Martin, qui n'aimait pas vraiment ces boules de poil.

— Allez, ça va lui faire de la compagnie…

— Tu sais que je n'aime pas trop les chats…

— Je sais, c'est moi qui vais m'en occuper !

— OK, Joly…

Martin s'était laissé convaincre. Ses parents avaient toujours eu des chats, il en gardait quand même de bons souvenirs. Et Jolyane avait l'air d'y tenir tellement. Il savait bien que c'était un cadeau pour elle, au fond, que ça lui ferait plaisir.

— Lui, je ne le vends pas.

— Pourquoi ?

Le propriétaire de l'animalerie ne voulait pas vendre ce chat blond terré au fond de la cage.

— Il est trop peureux, trop agressif. Je vais le tuer.

— Sortez-le, pour voir.

Martin a pris le chaton chétif, il ne cherchait qu'à mordre et à grafigner. Martin l'a déposé doucement sur le comptoir, il s'est calmé. Mathias avait les yeux ronds comme des balles de golf, Jolyane était conquise. Martin a repris le chat, a réussi à le flatter.

— Si vous le voulez, je vous le donne. Partez avec, si vous réussissez à faire quelque chose avec ça, tant mieux pour vous.

Ils sont repartis avec Billy. Il s'est avéré le chat le plus affectueux du monde. Il ne bronchait pas d'une moustache quand Mathias lui tirait la queue, il passait ses journées couché sur le divan. Tellement que Jolyane et Martin ont commencé à se payer sa tête quand ils écoutaient la télé.

— Et puis, Billy, grosse journée ?

— …

— T'as fait quoi ?

— …

— T'as dormi ?

— …

— Quoi ?

— …

— Tu sais, Billy, si ça ne va pas, tu peux nous en parler…

Jolyane et Martin riaient, ils se relançaient chacun leur tour dans cette conversation à sens unique avec Billy-le-chat-qui-dort-tout-le-temps. Billy ne bronchait pas. C'était un chat heureux.

Karine, une des filles du Seven, venait tout juste d'accoucher d'un garçon, un an presque jour pour jour après la naissance de Mathias. Jolyane l'appelait pour prendre de ses nouvelles, répondre à ses questions, lui prodiguer des conseils de maman.

Elle lui a servi cette mise en garde.

— Joly, je suis tellement fatiguée…

— Je sais Karine, c'est dur pour le corps, surtout au début.

— Juste pour te dire, je suis encore en pyjama !

Il était midi.

— Karine, je sais que tu es fatiguée, que c'est dur. Mais, le matin, arrange-toi et mets-toi belle pour ton homme. Il a besoin d'être fier de sa femme ! C'est super important, ça.

Karine a toujours suivi ce conseil.

Jolyane et Martin voulaient un deuxième enfant, idéalement un autre garçon. Ils ne voulaient pas trop attendre, pour ne pas qu'ils aient une grande différence d'âge. Leur rêve, c'était d'être quatre. Deux enfants, deux adultes. Quatre, c'était parfait pour voyager.

Jolyane n'était pas trop pressée, elle voulait prendre le temps d'apprivoiser sa nouvelle vie. Elle s'est confiée, par courriel, à son amie Jessie :

> *Pour un deuxième enfant, ça va attendre !!! J'ai sérieusement hâte de revivre la bedaine et le trip d'un nouveau-né… mais pas tout de suite ! On va attendre que Mathi soit propre, alors ce ne sera pas avant au moins un an, pas de sexe d'ici là ! Sans blague, j'adore être MA-MAN, mais j'aime faire garder mon petit, me retrouver avec Mart un peu, voir mes amies quand c'est possible et avec deux enfants, je crois que je me perdrais un peu pour l'instant.*

De toute façon, avant d'agrandir la famille, il fallait agrandir la maison. Leur jumelé était trop petit, ils cherchaient une unifamiliale avec trois chambres, près d'un parc.

Il fallait un spa, pour y tremper en amoureux et, idéalement, une piscine pour les chaudes journées d'été.

Jolyane a trouvé une maison près du pont de Québec. Elle l'a d'abord visitée, puis a demandé à Martin d'aller y jeter un œil. Quand Martin est passé devant en voiture, il ne s'est même pas arrêté pour rencontrer l'agent avec qui il avait rendez-vous.

C'était la plus laide du quartier. De loin. Elle était horrible, recouverte de tôle, jaune et orange, il n'avait jamais rien vu d'aussi affreux de sa vie. Elle jurait avec les maisons proprettes des alentours.

— C'est quoi ça, Jolyane ?

— Je sais, de l'extérieur, c'est ordinaire.

— *C'est lette en ostie* ! Je suis bien prêt à rénover, pas à reconstruire !

— On va la mettre à notre goût, fais-moi confiance. Il y a un parc à côté, une grande cour, de la place pour toute la famille. Et il y a un spa en plus !

— Avec tous les travaux que je vais avoir à faire, je n'aurai pas le temps d'en profiter…

— T'es de mauvaise foi, là, Martin. Et puis, j'ai déjà fait connaissance avec quelques voisins. Ils sont super sympathiques !

— Quoi ?

— Allez, amour, va la visiter.

Martin a visité l'intérieur, il n'était pas convaincu. Jolyane lui a montré des croquis qu'elle avait dessinés, de nouvelles divisions, une belle déco. Elle avait tout prévu.

Qui allait réaliser les plans de Jolyane ? Martin. Ça lui prendrait des années. Et pas de mur en pâte de verre cette fois.

Ils sont passés devant le notaire en août 2011, devenant les heureux propriétaires de la plus moche maison du quartier.

Quand ils recevaient à souper, ils ne donnaient pas leur adresse. « C'est la maison orange et jaune, sur le coin. Vous ne pouvez pas la manquer. »

Un an plus tôt, Jolyane avait repris le boulot, elle avait tellement hâte, ça faisait presque deux ans qu'elle n'avait pas mis les pieds à l'hôpital. Ses collègues étaient ravis de la revoir. Elle a recommencé à travailler comme si elle n'était jamais partie, a fait connaissance avec ses nouveaux patients.

Elle était à sa place, en psychiatrie. Elle aimait vraiment ses patients, elle prenait le temps de leur prodiguer de bons soins, de les écouter, de leur parler. Elle s'amusait à dire qu'elle les comprenait parce qu'elle était aussi folle qu'eux.

Elle ne disait pas ça méchamment. Elle ne faisait rien méchamment.

Rares sont les infirmières qui choisissent de travailler en psychiatrie, comme sa mère avant elle. Jolyane le savait trop bien, les finissants ne se bousculaient pas au portillon de cet hôpital austère, en pierres grises, froides. Chez les fous.

L'endroit a été le tout premier asile du Québec, il a ouvert ses portes en septembre 1845, dans une des plus vieilles maisons du Canada. On y accueillait ce qu'on appelait les lunatiques. Ils étaient 23, au début. Le traitement de la maladie mentale n'avait rien d'une sinécure.

En 1912, l'Asile des aliénés de Québec – c'était son petit nom – est devenu l'Asile Saint-Michel-Archange, puis le Centre hospitalier Robert-Giffard en 1976. Jolyane y travaillait quand le nom a de nouveau changé, en 2009, pour devenir l'Institut universitaire en santé mentale de Québec. Les gens de Québec disent encore Robert-Giffard, les plus vieux, Saint-Michel-Archange.

Jolyane était fière de travailler là. Elle aimait d'ailleurs aller rencontrer les finissants du cégep pour leur parler de son boulot. Contrairement aux infirmières débordées dans les hôpitaux, elle avait du temps pour prendre soin de ses patients. Elle faisait une différence dans leur vie.

Elle était comme ça en général, Jolyane, toujours prête à donner un coup de main, à ouvrir la porte aux inconnus, à aider quelqu'un qui ne venait pas à bout d'une borne de stationnement.

Pour aller travailler, elle avait presque une heure de route à faire le matin, autant le soir. Elle avait un truc pour éviter le trafic après le boulot, elle magasinait pendant une bonne heure, le temps de laisser passer les bouchons. Souvent, elle n'achetait rien. Ça lui donnait des idées. Elle n'en manquait jamais.

Elle avait sa routine, ne s'en plaignait pas. Au contraire. Jolyane aimait planifier, organiser, elle n'était pas du genre à changer ses plans à la dernière minute. Entre le boulot et Mathias, elle avait une mécanique rodée au quart de tour. Il ne lui manquait qu'une chose : du temps pour voir ses amies.

Elle leur donnait des nouvelles par courriel. Le 10 novembre, à 2 h du matin, elle a écrit à Marie-Joëlle et à Jessie :

Mart part toutes les semaines travailler à Baie-Comeau. Alors, lorsque le week-end arrive, je tente de passer du bon temps avec mon homme. C'est pas mauvais en soi la distance… disons que ça donne le goût de se retrouver !!!

Fait que la semaine, je travaille et j'écoute Occupation Double ! Tellement d'action !!!

Pour le mois d'octobre, j'ai préparé le déménagement et j'ai couru les cliniques ! Mathias a fait en tout quatre infections bactériennes (otite, sinusite, bronchite et bronchiolite) et une virale (roséole) qui s'est terminée à l'urgence à 105 de fièvre. Ça m'a bien brûlée le dernier mois… en espérant que novembre soit plus clément envers Mathi. Par contre, son petit cœur se porte à merveille, la médication le «back» toujours… alors pas d'opération dans les prochains mois, moins de stress!

Mon retour au travail s'est très bien déroulé. Ça fait tellement du bien de voir du monde et de socialiser un peu… mais ça m'enlève beaucoup de temps pour voir mes amies. Je m'ennuie vraiment de vous deux…. jaser, boére… rire!!!

Joly xxxxx

ET DE DEUX

Un matin de juillet 2011, Martin était encore couché, Jolyane s'est approchée du lit. Elle faisait ses steppettes à la Ding et Dong.

— Chéri…

— T'es enceinte?

— Regarde.

Elle lui a tendu, comme la première fois, un bâtonnet en plastique blanc, avec un beau gros + rose dessus. Ils étaient aussi contents que la première fois, peut-être un peu plus en fait : le + s'était fait attendre quelques mois. Ils ont sauté de joie, littéralement.

C'était la dernière fois qu'ils se réjouissaient d'un test positif.

Jolyane a arrêté de travailler, elle a vécu cette grossesse comme la première, tout en s'occupant de Mathias. Il venait d'avoir deux ans. Il parlait à son petit frère en se collant sur la bedaine de sa maman, se demandait comment il était entré là-dedans. Martin, comme la première fois, lui jouait des chansons à la guitare.

Jolyane avait moins de nausées, elle était aussi resplendissante que la première fois. La grossesse était un élixir.

Jolyane a eu un suivi plus serré, le bébé qu'elle portait courait 4 % de risques d'avoir le même défaut de fabrication que Mathias. Ils ont fait faire une échographie très précoce au privé, le cœur était beau. Entre les jambes, une fine ligne, pliée. Quand elle est droite, c'est une fille.

Comme elle l'avait fait la première fois, Jolyane s'est lancée dans la déco de la chambre du petit deuxième. Elle avait tout le temps pour penser aux rénovations de la maison, imaginer la couleur des murs, les meubles, les divisions. Cette fois, la chambre allait être une petite forêt avec des hiboux perchés sur les murs, bleu pâle et blancs. Et des étoiles au plafond.

Jolyane avait un malin plaisir à taquiner le médecin qui la suivait.

— Pourquoi vous ne serez pas là à mon prochain rendez-vous ?

— Un voyage de pêche.

— C'est ça, je comprends, les poissons passent avant moi !

— Ben là, c'est mon cadeau de retraite…

— Vous arrêterez de travailler quand j'aurai fini d'avoir des enfants !

Ils ont ri. Martin était assis dans le coin, il les regardait rire.

Jolyane a fêté ses 30 ans, enceinte de sept mois. Les filles du Seven l'ont emmenée dans une suite branchée, au chic hôtel Pur dans Saint-Roch, elles ont mangé au restaurant de l'hôtel. Elles ont fait ça *jet set*.

Un photographe a été embauché pour l'occasion, il a pris des dizaines de clichés de Jolyane entourée de ses amies et de son homme, avec sa bedaine saillante sous son gilet rayé. Elle était calme et sereine, ses amies ne l'avaient jamais vue comme ça.

Elle entrait dans la trentaine.

Les filles lui ont donné leurs cadeaux et une carte, remplie de messages. Geneviève C. avait trouvé de magnifiques boucles d'oreilles, des boutons plutôt, en cristal bleu nuit.

Jolyane n'a pas suivi ses amies au Boudoir, elle est rentrée tranquillement avec son homme à la maison. Le lendemain, fidèle à son habitude, la nouvelle trentenaire a envoyé un petit courriel à tout le monde pour les remercier. Elle jubilait :

> *Un BEAU bonjour à chacun de vous !!! Si vous saviez à quel point j'ai apprécié ma fête de 30 ans… c'est sans exagération que je me compte plus que chanceuse de vous avoir dans ma vie, mes amies et amis, mais aussi toi mon homme ! C'est difficile encore aujourd'hui d'exprimer à quel point cette soirée fut des plus parfaites du début à la fin. Je me suis sentie V. I. P. comme jamais et je trouve sincèrement que j'ai été extrêmement gâtée !!! C'est avec plaisir que je partage avec vous les photos sélectionnées, Marie-Jojo et Chelssie ont su m'aider à faire de bons choix et croyez-moi, on a tenté de satisfaire tous et chacun !!! Je remercie d'ailleurs ces deux merveilleuses organisatrices… la barre est haute, TROP haute !*
>
> *Cette soirée est immortalisée à jamais, et ce, pour mon plus grand bonheur ! MERCI encore et encore !*
>
> *Joly xxxx*

Elle n'aurait jamais pu se douter qu'un an plus tard, jour pour jour, elle n'aurait plus un cheveu sur le caillou. Et plus qu'un seul sein.

Jolyane attendait pour être servie dans un café, un homme s'est approché d'elle.

— Je peux vous dire quelque chose ?

— Bien sûr !

— Vous êtes la plus belle femme enceinte que j'ai vue de toute ma vie !

— Merci…

Jolyane a fait son plus beau sourire au monsieur, il est reparti tout content. Elle avait l'habitude de se faire aborder par de purs étrangers, des hommes et des femmes, qui avaient cette envie soudaine de lui parler. Parfois, elle les invitait à souper à la maison.

Martin se rappelait cette journée-là, il venait d'emménager avec Jolyane. Il revenait du travail.

— Sophie va rester à souper avec nous.

— Sophie ?

— Oui, c'est une amie.

— Depuis quand ?

— Je l'ai rencontrée à l'épicerie aujourd'hui, on s'est mis à jaser des enfants… Puis, ben, je l'ai invitée à souper.

— T'es vraiment bizarre, Ti-B.

Ti-B. C'est le surnom que donnait Martin à Jolyane, elle trouvait qu'elle avait de petits seins. Elle était certaine que tous les gars aimaient les poitrines généreuses, depuis qu'un de ses ex lui avait susurré des mots doux, pas doux du tout. Il avait dit : « Je t'aime, même si tu n'as pas de gros seins. » Jolyane était restée sur le « même si ».

Elle s'était convaincue que ses seins étaient trop petits. Elle portait du B, ne remplissait pas toujours les bonnets.

— Martin, t'es sûr que tu n'aimerais pas qu'ils soient plus gros ?

— Non, je les aime comme ça, vraiment.

— Non, mais, sérieusement…

— Sérieusement, ils sont parfaits tes Ti-B.

Le nom était resté.

Dans un bar, Jolyane était une véritable centrifugeuse. Les gens gravitaient autour d'elle comme des abeilles autour d'une ruche. Toutes ces années à servir au Liquor Store avaient forgé son entregent, elle se sentait chez elle partout. Et, spontanément, elle parlait à tout le monde.

Martin, lui, était plus discret. Il observait la scène, accoté au zinc. Il se savait chanceux, à la fin de la soirée, c'est dans ses bras que Jolyane s'endormirait.

NICOLAS

Le petit frère de Mathias est né le 25 avril 2012, il pesait six livres et demie (2,9 kilogrammes). Un accouchement facile, la péridurale a fonctionné. Entre le moment où ils sont partis de la maison et celui où Jolyane tenait le bébé dans ses bras, il s'est écoulé trois heures. Il était en parfaite santé. Et beau comme un cœur.

Jolyane avait fait une liste de prénoms, avait un faible pour Alex. C'est celui-là qu'elle avait choisi, Martin s'était rangé, même s'il préférait Nicolas. Lorsqu'il a rempli les papiers pour l'état civil, il s'est dit que Jolyane ne serait pas trop fâchée…

Section 2, case 13. Prénom usuel : Nicolas.

Section 2, case 14. Autres prénoms : Alex.

Jolyane a envoyé ce message à ses amis :

> *J'ai été enceinte d'un Alex et j'accouche d'un Nicolas… Martin a décidé à la dernière minute… Bisous, on redonne des news bientôt !!!*

Trente-six heures plus tard, tout le monde était revenu à la maison. Nicolas était tranquille, gourmand, toujours de bonne humeur. En prime, il a fait ses nuits très tôt. Jolyane aurait tellement voulu l'allaiter, mais, comme la première fois, elle ne fournissait pas. Ils sont vite passés au lait en poudre.

Le 2 mai – Nicolas avait tout juste une semaine –, c'était la « vente folle » au Club Tissus. Jolyane ne voulait pas manquer ça. Hop! la poussette et les enfants dans l'auto. Mathias à la garderie, Nico au magasin.

Les clients, des femmes surtout, étaient nombreux à s'être déplacés pour la vente annuelle. La file s'étirait jusqu'à l'extérieur, Jolyane attendait patiemment pour entrer. Difficile de dire qui d'elle ou de Nicolas attirait plus de regards, toujours est-il qu'une petite foule s'est massée autour de la poussette.

— Il est donc bien petit!

— Il a une semaine aujourd'hui…

— Une semaine? Mais vous êtes donc bien en forme!

Les femmes n'arrêtaient pas de la complimenter, de lui dire à quel point elle était belle et radieuse.

Elle l'était.

Amélie Boucher attendait aussi pour entrer, elle observait la scène sans dire un mot. Photographe, elle ne posait pas le même regard que les autres. Elle s'imaginait en train de poser cette mère magnifique avec son bébé.

Une fois à l'intérieur, Jolyane prenait son temps, arpentait les allées. Elle trouvait un tissu, le froissait délicatement entre ses doigts. Elle aimait qu'il soit soyeux et doux. Elle trouvait d'abord le tissu, cherchait ensuite quoi faire avec.

Jolyane et Amélie se sont recroisées quelques fois dans les allées, puis, autour d'une des grandes tables à découper. Amélie ne pouvait pas s'empêcher de regarder Jolyane, elle était si belle.

— Qu'est-ce que tu vas faire avec ça?

Jolyane trouvait qu'Amélie avait un bien drôle de tissu dans les mains, comme une grande couverture noire au dessus effiloché, qu'on aurait cru passé à la déchiqueteuse.

— C'est pour faire un décor de studio. Je suis photographe.

— Tu as ton studio ?

— Oui. Et, si tu veux, j'aimerais beaucoup te prendre en photo. Avec ton bébé. Gratuitement.

— Ça serait super !

— Vraiment !

Amélie en avait presque oublié le bébé tellement elle était hypnotisée par Jolyane. Elles se sont échangé leurs courriels, se sont fixé un rendez-vous pour la séance, deux jours plus tard.

Jolyane s'est pointée au studio un peu avant l'heure. Après la séance, Amélie a continué à discuter avec Jolyane. Nicolas dormait. Jolyane et Amélie se connaissaient à peine, elles se faisaient déjà des confidences qu'on réserve aux vieux amis.

D'un naturel réservé, Amélie ne comprenait pas pourquoi elle s'ouvrait autant à cette inconnue.

Jolyane avait rendez-vous la semaine suivante pour venir chercher les photos. Elle était en retard, très en retard. Tellement qu'Amélie a commencé à s'inquiéter. Jolyane était arrivée en avance à leur premier rendez-vous, ce retard ne lui inspirait rien de bon.

Elle a fini par arriver, à bout de souffle, en s'excusant. Elle tenait la coquille comme un panier, avec Nicolas dedans.

— Désolée, Amélie, j'ai eu un accident…

— Quoi ? Un accident ?

— Ben oui, je me suis fait rentrer dedans… Il a fallu que j'attende la police pour remplir les constats. Ça a été long.

— Es-tu correcte ? Et Nicolas ?

— Tout est correct. Mon auto est vieille et personne n'est blessé.

— T'étais pas obligée de venir…

— Ben oui, on avait rendez-vous. Et je t'ai apporté ça !

Elle a sorti une bouteille de vin de son sac pour remercier Amélie de l'avoir gentiment prise en photos. Jolyane a regardé les photos, elles étaient magnifiques. Elle s'est dit qu'il lui faudrait aussi en faire de toute la famille, avec Mathias et Martin. Elle ferait ça à l'automne.

Tout allait pour le mieux, le cœur de Mathias tenait bon, Nicolas était un bébé presque parfait. Martin et Jolyane les emmenaient partout, chez des amis, dans des auberges. Ils voulaient avoir deux enfants, le compte était bon.

Tous les samedis, ils allaient déjeuner au Cosmos avec les garçons, Mathias mangeait toujours sa crêpe au chocolat avec de la crème fouettée. Nicolas était dans sa coquille, tranquille. Jolyane aimait les rituels.

Le soir, ils sortaient. Jolyane y tenait. Avant d'être une famille, ils étaient un couple. Ils n'allaient pas faire comme trop de couples, qui s'oublient entre deux biberons et trois changements de couche.

Ils se disaient toujours « je t'aime », faisaient l'amour souvent. Lorsque les enfants étaient couchés, ils passaient des heures sur le sofa à se minoucher, ou dans le spa, un verre à la main. Ils regardaient les téléréalités, pour en rire, surtout.

Jolyane ne manquait pas un potin, elle et ses sept amies formaient un réseau d'informatrices d'une redoutable efficacité.

Les histoires de cœur, les histoires croustillantes, Jolyane savait tout.

Ils étaient heureux, tellement heureux.

Des fois, Jolyane s'arrêtait pour regarder autour d'elle, elle était bien, tout simplement, contente de sa vie, de sa journée, de sa maison, de son amour et de ses enfants. Elle n'avait rien à envier à personne.

Martin avait repris le boulot, Jolyane passait ses journées avec ses deux gars, à courir les clowns et les spectacles de marionnettes. Le printemps était magnifique, l'été plein de promesses. Bientôt, ils pourraient commencer sérieusement à rénover leur maison.

Mi-juin, les vacances de la construction approchaient à grands pas. Jolyane et Martin avaient tellement hâte de passer du bon temps en famille, de se reposer un peu. Et de sortir. Nicolas venait d'avoir deux mois, il buvait bien, il dormait bien, il était toujours souriant. Que demander de plus ?

Martin était encore couché, Jolyane s'est approchée doucement du lit. Elle ne dansait pas, ne faisait pas de steppettes à la Ding et Dong.

— Sens-tu quelque chose dans mon sein ? Juste ici, touche, j'ai l'impression qu'il y a un point, quelque chose de bizarre.

Martin a pris le sein droit de Jolyane, il l'avait fait mille fois avant. Il a senti une minuscule boule, comme une tête d'épingle.

— Oui, je le sens. C'est petit, ça peut être n'importe quoi...

Martin a pensé à tout, sauf au cancer. Jolyane venait d'accoucher, c'était peut-être une glande obstruée. Ou, au pire, un kyste.

Sa mère Ginette penchait pour le kyste.

Jolyane sentait de petites décharges électriques dans sa poitrine, comme s'il y avait un court-circuit, un fil de cuivre à nu. Elle essayait de faire cesser ce grésillement en s'étirant le bras, en massant son sein, en gonflant ses poumons d'air.

Rien n'y faisait. Ginette soupçonnait que le kyste passait sur le trajet d'un nerf, qu'il en jouait comme d'une guitare.

— Tu devrais aller voir ton médecin, juste pour vérifier.

Il fallait en avoir le cœur net, pour au moins dissiper les doutes. Jolyane était inquiète, un rendez-vous chez le médecin allait la rassurer, elle allait au moins savoir ce qui se passait.

Jolyane a passé la journée à se tâter les seins, le droit pour vérifier si la tête d'épingle était encore là, le gauche pour comparer, pour s'assurer qu'une bosse ne s'y cachait pas aussi.

— Jolyane, arrête de te taponner les seins comme ça, ça m'excite !

— T'es niaiseux…

— Attends à ce soir, tu ne le regretteras pas !

La semaine suivante, Martin devait partir travailler, ses parents s'en allaient en vacances aux îles Mingan, sur la Côte-Nord. Ils aimaient bien faire de petites escapades en amoureux, maintenant que leurs trois enfants étaient grands. Ils pouvaient enfin penser à eux, un peu.

— C'est ça, laissez-moi toute seule avec ma bosse !

Jolyane avait lancé cette phrase à sa mère avant qu'elle ne prenne la route. Elle l'avait fait sur le ton de la blague, ce n'en était pas vraiment une. Jolyane n'en laissait rien paraître, mais elle avait peur. Pour se calmer, elle se répétait, dans sa tête : « c'est un kyste, c'est un kyste, c'est un kyste ».

Elle finissait inévitablement par penser au cancer.

Ça lui rappelait cette fois, dans sa jeune vingtaine, quand un condom s'était rompu, combien elle avait eu peur d'avoir attrapé une MTS. Et si c'était le sida ? Ce n'était rien. Cette fois aussi, ce ne serait rien.

Mais elle y pensait tout le temps. Elle aurait pu jurer que la bosse grossissait sous ses doigts, presque à vue d'œil. Elle passait son temps à en tâter les contours avec son index et son majeur, la faisait glisser sous la peau de son sein, essayait de la saisir.

— Touche ici, Jessie.

Elles étaient dans le spa, en maillots, Jolyane a pris la main de son amie, l'a glissée sous le tissu. Jessie a tout de suite senti la masse, parfaitement ronde, on aurait dit une bille.

Elle a fait la même chose avec toutes ses bonnes amies, avec Ge Cool pendant qu'elles regardaient *Occupation double*.

— Touche ici…

— Ah oui, je sens un petit quelque chose.

— Ça me *gosse*, c'est comme un pois. Pis ça tire.

— Va faire vérifier ça, c'est sûrement un kyste.

— Ça m'inquiète un peu.

— Inquiète-toi pas, je suis sûre que c'est pas grand-chose. Peut-être un kyste, au pire.

Toutes les conversations finissaient comme ça, chaque fois qu'elle parlait de ce pépin qui poussait dans sa poitrine. Elle n'avait pas de raison de s'inquiéter, elle mangeait bien, faisait attention à elle. Il n'y avait aucune hérédité de cancer dans sa famille.

Elle s'inquiétait quand même.

Elle allait voir sur les forums de discussion, *googlait* «bosse dans sein», pour essayer de se faire une raison, de se calmer. Elle a trouvé un article paru dans *Coup de pouce*, on y citait la Fondation du cancer du sein du Québec : 80 % des masses qu'on trouve dans les seins sont inoffensives.

Elle se répétait ce chiffre, 80 %, c'est quatre chances sur cinq que ce ne soit rien. Et une chance, qui n'en serait pas une.

Jolyane avait rendez-vous avec son médecin de famille deux semaines plus tard, fin juin. Elle lui en glisserait un mot. Il la rassurerait probablement, lui dirait qu'il s'agit d'un kyste, qu'il n'y a pas matière à s'inquiéter. Jolyane avait besoin d'être rassurée.

Le médecin s'est fait, ou voulu, rassurant. Il n'y avait probablement rien de grave, il vérifierait, au cas où. Il allait transférer son dossier à l'Hôpital Saint-Sacrement, spécialisé dans le cancer du sein.

Trois longues semaines se sont écoulées.

Entre-temps, Jolyane avait rendez-vous avec sa gynécologue, lui a parlé de cette bosse qui était maintenant grosse comme un pois et de ces petites décharges électriques. Elle l'a dirigée vers une oncologue, qui lui a donné rendez-vous la semaine suivante.

Tout allait vite maintenant, tellement vite. Jolyane avait l'impression d'avoir mis le sein dans un engrenage.

L'oncologue a demandé une biopsie, Jolyane a obtenu un rendez-vous à la fin août. L'examen s'est passé à la vitesse de l'éclair, dans une toute petite salle. Une aiguille a été insérée dans son sein, un échantillon du gros pois a été retiré. L'heure de vérité approchait.

Après la biopsie, le pois est devenu une balle de golf.

Le matin du 7 septembre, Jolyane et Martin avaient rendez-vous chez le médecin. Ils allaient connaître les résultats de la biopsie. L'oncologue les attendait dans le couloir, elle leur a fait signe de s'approcher.

— Venez vous asseoir, on va se parler.

Jolyane s'est mise à pleurer en entrant dans le bureau. Elle sentait que les nouvelles n'étaient pas bonnes. Elle s'est assise à côté de Martin, il lui a pris la main.

— Le résultat est positif, tu as un cancer. On l'a détecté tôt, tu es forte.

— …

— J'ai une fille de ton âge, j'ai plein de recettes pour combattre ce cancer-là, je ne te laisserai pas tomber.

— Est-ce que je peux mourir ?

— C'est une possibilité.

Arrêt sur image. Martin et Jolyane se sont regardés, ils n'entendaient plus vraiment ce que disait le médecin. Ils voyaient bien qu'elle leur parlait, il y avait comme un grondement sourd qui étouffait sa voix.

La peur avait cédé sa place à la torpeur.

Ils ont tout de suite pensé à cette publicité à la télévision, celle où on voit des gens être projetés sur les murs quand ils apprennent qu'ils ont le cancer. C'était exactement ça. Ils étaient en train d'éclater en morceaux, d'imploser, de perdre pied.

Ils venaient de percuter le mur.

Ils ont quitté le bureau comme des zombies, avec une liasse de papiers et de dépliants dans les mains. Une ordonnance. Rendez-vous vendredi, traitement de chimiothérapie.

Jolyane et Martin pleuraient. Quand ils sont sortis de l'hôpital, ils sont entrés dans une autre vie, ils ne l'aimaient déjà pas. Rien à voir avec celle qu'ils avaient quelques heures plus tôt, même si elle lui ressemblait beaucoup. Les mêmes beaux enfants, le même affreux bungalow.

Ils entraient dans une vie où le spectre de la mort s'était invité.

Arrivés à la maison, ils ont pleuré, encore. Ils se sont rassurés comme ils ont pu, en se répétant que la médecine fait des miracles. Une femme sur neuf développera un cancer du sein dans sa vie, une sur 30 en mourra. Jolyane s'est accrochée à ça. Elle allait être une des 29 qui ne mourraient pas.

Jolyane a envoyé des messages à ses amis proches, par courriel, par Facebook. Elle en a envoyé un à la photographe. En lisant ça, Amélie a sauté sur le téléphone.

— Jolyane, qu'est-ce qui se passe ?

— Comme je t'ai écrit, le cancer du sein...

Les deux filles pleuraient.

— Ça fait longtemps que tu le sais ?

— Je viens de l'apprendre. J'étais dans le bureau de l'oncologue, j'étais assise devant elle et elle m'a annoncé que c'était ça. Tu sais, la pub où le monde *revole* dans les murs ?

— Oui.

— Ben, c'est exactement ça que ça fait.

Ginette revenait de voyage ce jour-là, elle était allée passer quelques semaines dans l'Ouest. Elle avait suivi les rendez-vous de sa fille de là-bas, voyant bien que l'étau se resserrait.

Elle se sentait si loin, si impuissante.

Jolyane écrivait souvent à Ginette. Elle lui racontait ses peurs, la douleur qu'elle avait ressentie à la biopsie. Elles espéraient, chacune de leur côté, que le pire scénario ne se confirme pas. Jolyane répétait, comme pour s'en convaincre, que ça ne pouvait pas être le cancer.

Un kyste, il fallait que ça soit un kyste.

Ginette avait un mauvais pressentiment. Dans l'avion, sur le chemin du retour, elle sentait qu'une mauvaise nouvelle l'attendrait sur le tarmac. Elle avait l'impression que l'atterrissage prendrait les allures d'un écrasement. Elle fixait sa montre.

À l'heure qu'il était, Ginette était certaine que Jolyane savait, que tout le monde savait. Ginette était suspendue dans le temps. Elle avait à la fois hâte et pas hâte du tout d'arriver.

Roger l'attendait à l'aéroport.

— Jolyane ?

— Elle commence la chimio vendredi.

Ginette et Roger se sont serrés fort dans leurs bras, de longues minutes, abasourdis. Ils sont allés directement chez Jolyane, elle a appelé pendant qu'ils étaient en route.

— Maman, si tu savais ce que je ressens…

— On va se battre ensemble, ma chérie. On arrive dans cinq minutes…

Ginette ne savait pas ce que sa fille ressentait, elle savait ce qu'elle était en train de ressentir, la douleur d'une mère qui sait sa fille malade, l'impuissance devant la maladie, devant l'inquiétude, devant l'inconnu. Jolyane allait avoir besoin de Ginette, elle serait là.

À la maison, Jolyane était assise à la table, elle avait étalé devant elle tous les papiers et les dépliants. Ils parlaient d'une seule et unique chose, le cancer du sein. Elle avait déjà commencé à les lire.

— Maman, je ne peux pas croire que c'est pour moi, ça.

Elle ne pouvait pas croire non plus qu'elle allait perdre ses longs cheveux. L'oncologue avait été catégorique : le traitement qu'elle recevrait n'allait laisser aucune chance à ses cheveux.

C'était un premier deuil.

Elle n'allait pas se laisser abattre par ce cancer qui roulait sa bosse dans son sein. Elle a décidé de se battre, c'était sa seule option. Le soir, au souper, Martin et Jolyane ont pris une photo avec Mathias et Nicolas. C'est le jour où maman a appris qu'elle avait le cancer.

À partir de ce jour-là, Jolyane a pris une photo d'elle chaque matin. Elle ne se battait pas seulement contre le cancer, mais contre ce qu'il faisait d'elle, de son corps. Elle allait aussi se battre contre l'image que le miroir lui renvoyait.

Elle qui prenait déjà beaucoup de photos en prenait plus encore. Elle croquait tous les moments, comme si elle sentait qu'il fallait les immortaliser, qu'ils allaient se faire rares. Elle ne pouvait pas s'imaginer, à ce moment-là, qu'ils se tariraient. Peut-être le sentait-elle.

Jolyane était abonnée au département d'oncologie, elle avait toujours un test à passer, un examen à subir. L'oncologue voulait savoir à quoi elle avait affaire. Le cancer de Jolyane était un pitbull, il ne fallait pas lésiner sur l'attaque. On avait déjà beaucoup tardé.

Peut-être trop.

Jolyane et Martin sont allés souper chez Ginette et Roger, les garçons étaient toujours contents d'aller chez Papi et Mamie.

Tout le monde faisait de gros efforts pour garder le moral, on parlait des progrès de la médecine, des chances de survie, toujours plus grandes.

Jolyane est restée seule à table après le souper, Ginette s'est approchée d'elle.

— Nous allons combattre ce cancer à deux.

— C'est gentil.

— Toi, tu vas t'occuper de ta santé, moi, je vais m'occuper du reste. Je vais m'occuper des enfants, du ménage. Je serai toujours là pour toi, je ferai tout ce qu'il faut pour toi.

— Merci, maman. Ce n'était pas censé se passer comme ça. C'était moi qui devais prendre soin de toi.

— C'est comme ça, qu'est-ce que tu veux…

— Je m'excuse, je m'excuse tellement…

Le lendemain, Ginette est allée acheter un téléphone cellulaire, elle n'en avait jamais senti le besoin avant. Quand elle allait souper avec des amis, elle les avertissait en arrivant. Si le téléphone sonnait, si sa fille avait besoin d'elle, elle leur fausserait compagnie. Jolyane passait avant tout. Ginette n'aurait pas pu faire autrement.

— Maman, j'ai peur.

— C'est normal, Jo, d'avoir peur.

Ginette était toujours au bout de son cellulaire, jour et nuit. Jolyane l'appelait souvent, surtout quand elle était pétrie d'angoisse, qu'elle n'arrivait plus à voir clair dans ce qui lui arrivait. Elle savait que sa mère allait l'écouter, tout simplement.

Le 11 septembre, Jolyane avait rendez-vous à l'hôpital pour une séance d'information sur la chimiothérapie. Elle jurait dans le groupe, avait plutôt l'âge d'assister à des cours prénataux. Elle a passé des tests, encore des tests, une résonnance magnétique, un taco. L'oncologue devait mesurer l'ampleur des dégâts.

Dans le lot, Jolyane a eu une bonne nouvelle. Le cancer était localisé dans le sein, aucune métastase n'avait été détectée. Quelques ganglions étaient touchés, rien d'alarmant.

Ginette a tout de suite envoyé un texto à ses deux autres enfants, Isabelle et Sylvain :

> *Ouf !!! Bonne nouvelle au moins, il n'y a pas de métastases.*

Ça augurait bien. Chaque bonne nouvelle était une bouée, les mauvaises, une ceinture de plomb. Il fallait garder la tête hors de l'eau.

La chimio a commencé le vendredi 14 septembre, à midi et quart, une belle journée d'automne. En deux mois, la masse avait quadruplé, le gros pois était devenu une petite orange.

Jolyane a franchi avec Martin les portes du département qu'elle finirait par connaître comme le fond de sa poche. Elle était la plus jeune, de loin. Les autres femmes autour d'elle étaient dans la cinquantaine et au-delà. Elle souriait quand même.

L'endroit était lugubre malgré les efforts déployés pour qu'il ne le soit pas. Les infirmières étaient accoutrées pour survivre à une attaque nucléaire, ça donnait une bonne idée de la toxicité des mixtures.

La salle avait été rénovée, le résultat était réussi. Le personnel était accueillant, souriant. N'empêche, impossible d'oublier qu'on y était pour combattre un cancer. Les femmes étaient assises en cercle, elles s'observaient, en silence. Personne n'avait envie d'être là.

Jolyane s'est assise, a tendu le bras.

Elle misait beaucoup sur la chimiothérapie, elle avait droit à un des traitements les plus agressifs. Elle fermait les yeux, imaginait le poison en train de combattre les mauvaises cellules. Au ravage qu'il faisait sur les bonnes, elle se disait que les mauvaises n'avaient aucune chance.

Dix jours après ce premier traitement, elle a embauché une photographe pour qu'elle vienne chez elle immortaliser sa famille, avant de perdre ses longs cheveux noirs. Ils sont allés dans le boisé derrière, la lumière était parfaite, la journée aussi.

Les garçons se sont amusés dans les feuilles, Martin et Jolyane se sont amusés avec les garçons. Ils avaient apporté le gros ballon jaune.

Jolyane faisait ça pour se rappeler toujours ce qu'elle avait vécu. Pas pour laisser des traces. Martin et elle s'imaginaient vieux : « T'en souviens-tu, amour, quand t'as eu le cancer ? »

Ils allaient forcément en parler au passé, ensemble.

La lumière était magnifique, l'automne radieux. Les feuilles tombaient sur le sol, Jolyane a mis la main dans ses cheveux. Ils ont passé deux heures dehors à poser dans les rayons du soleil. La photographe a pris des centaines de clichés, dans toutes les déclinaisons possibles. Jolyane était rayonnante.

Elle ne voulait pas rentrer, elle savait trop bien ce qui l'attendait. Le rasoir. Elle ne voulait pas attendre que ses cheveux se détachent en poignées de sa tête, qu'ils restent pris dans ses doigts. Elle refusait de souffrir ce supplice, préférait en finir une fois pour toutes.

Et puis, à quatre mois, Nicolas avait cette manie qu'ont tous les bébés d'agripper les cheveux. Elle voulait lui épargner la vision des cheveux arrachés de maman dans sa menotte.

Quand ils sont entrés, Jolyane s'est assise à la table. Martin est allé chercher son rasoir, l'a ajusté.

— La boule à zéro ?

— Oui, à zéro.

Jolyane pleurait à un point tel qu'elle n'arrivait pas à garder sa tête immobile. Martin a commencé par lui faire une grande tresse, il l'a coupée. Puis, il a saisi le rasoir. Jolyane pleurait en silence, les yeux fermés, elle sentait les lames glisser sur son cuir chevelu. Et les larmes glisser sur ses joues.

Martin pleurait lui aussi, il devait prendre des pauses, le temps d'essuyer ses yeux.

Jolyane tremblait. Elle ne s'était jamais sentie aussi vulnérable, mise à nu. Le cancer venait de remporter une première victoire, une partie d'elle était tombée au combat. Les mèches tombaient par terre, elle sentait le froid sur sa tête, comme jamais avant. Elle grelottait.

— J'ai fini, Joly.

Elle a passé longuement la main sur son crâne, a recommencé à pleurer. Jamais elle n'avait eu les cheveux courts, elle n'en avait plus un sur le caillou. À cause de ce maudit caillou dans son sein. Le caillou était devenu une pierre, un rocher où elle avait peur de s'échouer.

Jamais personne n'avait touché à ses cheveux avant, jamais elle n'était allée dans un salon de coiffure. Elle se coupait elle-même les cheveux, les coiffait, les teignait parfois. C'était sa chasse gardée, son domaine exclusif. Elle était comme Samson, une partie de sa force résidait dans ses cheveux.

— T'es belle, Joly.

— Arrête, ça fait peur…

— Je te jure que je te trouve belle, t'as la face d'un mannequin international !

— J'ai juste hâte qu'ils repoussent…

— Ça te fait vraiment bien, tu pourrais même rester les cheveux courts quand tu seras guérie.

— Jamais.

Elle s'est levée de table, s'est enfermée dans la salle de bain, seule devant le miroir. Elle pleurait tellement. Elle faisait pousser ses cheveux depuis des années, elle en avait pris un soin jaloux, ils n'y étaient plus. Elle était chauve comme un genou.

Elle a enroulé un foulard autour de son crâne. Elle ne voulait que personne, à part Martin, la voie comme ça. Elle portait presque toujours un foulard, rarement sa perruque. Elle consacrait à son maquillage le temps qu'elle ne mettait plus à se coiffer.

Le 12 novembre, sur Facebook :

> *Quand tu t'acharnes à essayer de maquiller les deux brins de cils qui te restent sur chaque œil… c'est que tu y tiens !!!*

Elle était toujours aussi belle.

Un mois plus tard, les deux brins de cils étaient tombés. Qu'à cela ne tienne, elle continuait à sortir avec ses amies, comme le 6 décembre, avec ses collègues de travail. Sur Facebook, elle a raconté ses préparatifs, sur le ton de l'humour :

> *Perruque en place, faux cils appliqués, sourcils dessinés… NON, ce n'est pas un bal masqué, c'est Joly qui a un party !!!*

Et le lendemain matin :

> *Merci !!! Un BEAU souper, en BONNE compagnie. Mais là, je me sens un peu comme une drag-queen après son show quand j'enlève tout mon attirail !*

Elle était comme chez elle au département d'oncologie, comme partout. Elle s'était liée d'amitié avec les infirmières, avec d'autres patientes qui luttaient contre le cancer. Elle leur remontait le moral.

Elle faisait des farces, comme toujours. C'était sa façon de se moquer de la maladie.

Les infirmières aimaient bien quand Jolyane était là, elle détendait l'atmosphère, déjà assez tendue comme ça. Elle perdait ses cheveux, mais pas son sourire. Le cancer n'allait quand même pas venir à bout de sa bonne humeur.

Elle entonnait parfois le célèbre refrain de Lisa LeBlanc, *Ma vie c'est d'la marde...*

Chaque traitement de chimiothérapie était un brutal coup de massue. Elle en sortait fatiguée, bousillée, engourdie, comme si elle s'était fait passer sur le corps par vingt « 18 roues ». Elle n'avait plus beaucoup d'appétit, juste le goût de se rouler en boule dans le lit.

Il lui fallait une semaine pour se remettre de chaque assaut. Une semaine à se traîner, à se sentir vieille, laide, à se dire que demain sera mieux. Jamais elle ne s'était sentie aussi mal en point.

Dès qu'elle prenait du mieux, elle reprenait le temps perdu avec ses deux gars. Elle allait faire de grandes marches, quand il ne pleuvait pas. Elle aimait magasiner, le plus souvent chez HomeSense. Elle meublait cette maison dont elle rêvait.

Quand elle reprenait le dessus, elle était comme une queue de veau. Elle emmenait Nicolas et Mathias partout, allait au restaurant avec eux et avec ses amies. Elle ne manquait pas un souper de fête, un 5 à 7, les soirées de visionnement de *L'Amour est dans le pré*.

Elle n'avait rien à cirer de ceux qui lui conseillaient de se ménager. Elle leur répondait, du tac au tac :

— Être occupée, c'est ça qui me tient en vie.

Elle n'osait plus cette réplique qu'elle servait avant la maladie :

— Je me reposerai quand je serai morte.

Le 30 septembre, elle participait à la Course à la vie, ce n'était pas une métaphore, c'est ce qu'elle faisait chaque jour, courir pour sauver sa vie, pour que sa vie après le cancer soit comme celle d'avant. Elle était certaine de gagner cette course.

Il faisait froid ce jour-là. Le ciel postillonnait, les nuages étaient bas, lourds. Jolyane a enfilé ses combinaisons, mis son gilet rose, ajusté ses espadrilles. Elle portait une tuque noire à laquelle elle tentait de donner du volume, comme si elle avait eu des cheveux en dessous. Elle a passé une heure à se maquiller.

Ge Cool, une des filles du Seven, n'avait pas ménagé ses efforts pour amasser de l'argent pour la Société canadienne du cancer du sein, pour Jolyane. Elle lui devait bien ça. Tout le monde était au rendez-vous, un café dans les mains. Leur équipe s'appelait JOLY.

Ils étaient 25 à courir pour Jolyane, s'étaient donné rendez-vous tôt le matin devant le Starbucks sur la Grande Allée. Ils allaient marcher cinq kilomètres ensemble sur les plaines d'Abraham, lieu mythique, s'il en est, pour combattre.

Ce n'étaient pas les Anglais contre les Français, c'était Jolyane contre le cancer.

Les coureurs portaient un chandail blanc et rose avec un espace en forme de bulle sur le devant pour y écrire le lien les unissant à Jolyane. Il y avait beaucoup d'amis, des parents de ses amis, sa famille. Il y avait sa gardienne, quand elle était petite.

Ginette marchait avec sa fille. Pour sa fille. Elle s'est surprise à regarder les noms dans les bulles, les liens. Il y avait des mères, comme elle, qui accompagnaient leur fille. À la différence que leur fille n'avait pas le cancer. Ces mères ne pouvaient pas imaginer ce qu'elle vivait, ce qu'elle devait endurer.

Ginette trouvait ça tellement injuste. Elle aurait tellement voulu faire autre chose ce dimanche-là, des crêpes au Nutella pour Mathias et Nicolas.

RÉMISSION

Jolyane avait fait une autre liste, pour toutes ces choses qui allaient trouver leur place une fois les rénos complétées. Une autre pour toutes les choses qui manquaient. Elle avait le temps. Elle n'avait que ça à faire entre les traitements, pendant que Mathias et Nicolas étaient à la garderie.

La semaine, Martin était à Montréal, il travaillait comme électricien dans une prison. Il revenait à la maison la fin de semaine, essayait d'être là les vendredis de chimiothérapie.

Ils s'appelaient tous les soirs.

— Ça va?

— Ça va. Et toi?

— Ça va.

— Comment se passe ta semaine?

— Bof. Je ne dors pas beaucoup et je travaille comme un fou.

— Mathias m'a fait rire aujourd'hui…

— Raconte.

Jolyane racontait mille et une anecdotes. Elle parlait des enfants, rarement du cancer. Elle avait toujours une histoire drôle à conter, une réflexion que Mathias lui avait faite, comme en font les enfants de cet âge-là.

Elle parlait des sourires de Nicolas.

Et puis, ils n'aimaient pas parler du cancer, il n'y avait rien à en dire de toute façon, il prenait assez de place comme ça. Elle y pensait trop souvent, il prenait plus de place dans sa tête que dans son sein.

Comment faire autrement?

Le soir, en s'endormant, elle devait rappeler son cerveau à l'ordre, il avait cette fâcheuse tendance à penser à ce qui arriverait si elle ne s'en sortait pas, si le cancer avait raison d'elle. La raison n'y pouvait rien. Elle ne pouvait pas arrêter de penser à la mort.

Elle trouvait ça tellement injuste, elle qui ne fumait pas, qui avait toujours pris soin de sa santé, des autres, qui faisait du sport, qui mangeait des graines de lin et du curcuma. Elle qui avait allaité, un peu. Une femme qui allaite se sent immunisée.

Le très sérieux magazine *The Lancet* l'a écrit en 2009: selon une étude portant sur 150 000 sujets, une femme qui a déjà eu un enfant court moins de risques d'avoir un cancer du sein, celle qui allaite aussi. Jolyane se pensait à l'abri.

Elle passait beaucoup de temps sur Internet à chercher des études, de nouveaux médicaments, des trucs pour l'aider à combattre la maladie. Elle voulait mettre toutes les chances de son côté.

Elle allait sur Facebook, ses amies y formaient une bande tissée serrée, elles l'encourageaient, lui disaient qu'elle leur donnait de la force, qu'elle leur faisait voir le beau côté de la vie. Leur chance, aussi.

Elle recevait des dizaines et des dizaines de mots d'encouragements, on lui disait qu'elle était toujours aussi magnifique, qu'elle était forte et resplendissante. Ses amis et sa famille lui écrivaient en privé pour lui dire qu'ils étaient là, tout simplement.

Elle en avait besoin.

Jolyane passait beaucoup de temps sur les forums de discussion, pour le meilleur et pour le pire. Elle y cherchait du réconfort, y trouvait le plus souvent des raisons de s'inquiéter. Elle y a lu que le cancer éloigne les amis.

— Les filles, vous ne me laisserez pas tomber, hein ?

Karine lui avait cloué le bec. Elles soupaient au Cosmos.

— On ne te laissera jamais tomber, Jolyane, jamais. On va être avec toi tout le temps.

Elles ont trinqué à l'amitié qui dure toujours.

Le 10 octobre, Jolyane a envoyé un petit cœur rose à Martin par Facebook. Loin des yeux, près du cœur. Le lendemain, elle avait rendez-vous pour un traitement de chimiothérapie, il ne serait pas là. Elle aurait pu lui raconter sa peine, son ennui. Elle a préféré un cœur.

Martin a pris la balle au bond :

> *Je t'aime ma belle femme, je pense fort à toi pour demain et pour cette nuit xxx*

Jolyane n'avait pas que le cancer à combattre, elle avait un bébé à nourrir, Nicolas se réveillait parfois la nuit pour un biberon. La vie suivait son cours, le jour comme la nuit.

Lorsque Martin n'était pas à la maison, Jolyane était maman à temps plein. Mathias et Nicolas réclamaient la même attention, elle faisait tout pour être à la hauteur. Et elle y arrivait.

L'automne avançait, le cancer reculait tranquillement. Jolyane et Martin commençaient à avoir leurs habitudes. La veille des vendredis de chimio, ils faisaient l'amour. Pour faire des réserves pour la semaine.

La première fin de semaine après le traitement, Jolyane n'en menait pas large, elle dormait souvent, allait de la chambre à la salle de bain, du lit au fauteuil. Ginette prenait les enfants pour la fin de semaine, Jolyane n'avait pas la force de leur tendre les bras.

Elle détestait se voir comme ça.

Puis, elle reprenait des forces. Elle retrouvait son sourire, recommençait à rire. Et à s'amuser. Elle ne voulait pas perdre une minute de ces embellies, de ces parenthèses entre deux traitements de chimio, où elle avait l'impression d'être comme avant.

Sauf devant le maudit miroir, devant lequel elle ne pouvait pas faire semblant. Martin a été le premier à la voir telle qu'elle était, suivi de Ginette. Puis, de rares amies. Jolyane devait apprivoiser son image.

— Souriez!

Jessie a pris une photo de Jolyane, elle faisait un casse-tête avec Martin et Mathias sur la table de la cuisine. Les rayons du soleil emplissaient la pièce, la lumière était parfaite.

Jessie était passée faire un tour au milieu de l'après-midi pour prendre des nouvelles, elles étaient bonnes. Jolyane était resplendissante et, à part sa boule à zéro, rien n'y paraissait.

— Montre-moi la photo, Jessie.

— Elle est magnifique, regarde…

La photo était effectivement très belle, elle aurait pu servir à une campagne publicitaire. Mathias, au premier plan, avait un sourire fendu jusqu'aux oreilles, même Martin souriait. La lumière du jour se reflétait sur la tête dégarnie de Jolyane.

— Est-ce que je peux la mettre sur Facebook ?

— Je ne sais pas…

— Allez, tu es vraiment belle !

— OK…

Jessie a mis la photo sur Facebook, Jolyane était contente. Elle n'aurait peut-être pas eu le courage de s'exposer comme ça, mais venant d'une amie, ça lui permettait de mettre cartes sur table. Voici où j'en suis, voici ce dont j'ai l'air. Et, voyez, je souris.

Elle a reçu un déluge de commentaires sur Facebook, 86 compliments sur sa beauté, sur son sourire, sur le bonheur et la force qu'elle dégageait.

Jolyane a remercié Jessie, par texto :

> *Merci d'être passée et merci pour la photo ! C'est un coup à donner de m'afficher comme je suis, mais ça me soulage tellement… Une étape à la fois ! Bisou xxxx*

Deux fins de semaine sur trois, Martin et Jolyane se payaient du bon temps avec des amis. Ils allaient s'étourdir, danser, s'amuser, comme ils faisaient avant. N'eût été le grand foulard blanc qui couvrait sa tête chauve, personne n'aurait pu soupçonner le combat que Jolyane menait.

Le samedi, excepté les lendemains de traitement, Jolyane, Martin et les enfants allaient déjeuner au Cosmos. Ils avaient toujours fait ça, le samedi, même avant les enfants. La seule différence, c'est qu'ils déjeunaient plus tard.

Avant les enfants, on brunche. Après, on déjeune.

La première fois qu'elle est sortie sans ses cheveux, elle portait un foulard, le grand foulard blanc qu'elle préférait aux autres. Les gens la regardaient avec un mélange de pitié et de compassion, elle détestait ça.

D'aucuns lui parlaient à voix basse, comme si elle avait déjà les pieds sur le bord de la tombe. Ils ne savaient plus quoi dire, n'osaient plus lui demander «comment ça va?» de peur d'entendre la réponse, en se disant que ça ne pouvait que mal aller.

Jolyane coupait court à ces conversations pétries à la fois de bonnes intentions et de maladresse.

— Ben voyons, je vais être correcte!

Jolyane portait peu la perruque qu'elle avait achetée. Elle était allée magasiner la postiche juste avant de perdre ses cheveux, avec sa mère et une amie coiffeuse. Ce n'était pas son genre de magasin, à des lieues des dernières tendances mode.

Les clientes – les clients sont rares –, de la boutique R'Image y vont pour pallier la perte d'une partie de leur féminité, un sein, les deux, leurs cheveux. Elles achètent des prothèses, des trompe-l'œil qui jouent parfois les trompe-la-mort. Jolyane ne voulait pas être là.

La dame qui les a servies avait l'habitude, ça se voyait à sa façon de sourire, de parler. Elle savait trouver les mots, et surtout le bon modèle de perruque. Cheveux noirs, longs, raides, épais. Voilà. La chevelure factice serait identique à l'originale.

— On fait la commande au nom de…

— Jolyane Fortier.

Elle était sortie de la boutique la tête basse, en passant ses doigts dans ses cheveux.

Elle a subi neuf assauts, pendant tout l'hiver. Tranquillement, la petite orange est redevenue une grosse bille.

Elle continuait à se prendre en photo tous les jours, pour voir ce que le cancer faisait de son joli minois. Le matin, quand elle se levait, surtout les jours suivant les traitements, elle avait l'air de débarquer d'une autre planète, le teint blafard, les yeux creux, le crâne dégarni.

Chaque matin, quand ils se réveillaient ensemble, Martin faisait semblant de faire un saut.

— Bon matin, mon amour !

— Ahhhhh !

— T'es con…

— Grand-maman, c'est toi ?

Ils riaient. Ils n'ont jamais arrêté de rire. Le cancer, c'était juste un mauvais moment à passer, aussi bien l'affronter dans la bonne humeur. Ils s'imaginaient dans plusieurs années raconter en riant ce crabe que Jolyane avait mis K.-O. Ils étaient en train de vivre ce qui allait devenir un mauvais souvenir.

Le temps arrangerait les choses. Ils n'avaient aucune raison d'en douter. Ils étaient forts et la chimiothérapie, impitoyable. Si les traitements amochaient le cancer autant que Jolyane, la maladie n'avait aucune chance. Son corps était un champ de bataille, l'ennemi allait être abattu.

Elle allait gagner, ça ne pouvait pas finir autrement.

Ginette accompagnait sa fille à ses traitements lorsque Martin ne pouvait pas y être. Elle était là pour le tout dernier. Jolyane avait apporté des sacs de bonbons, une carte de remerciements qu'elle avait fabriquée. Elle avait dit « au revoir » aux infirmières.

— J'espère qu'on se reverra, mais pas ici !

Jolyane était passée au travers du premier round haut la main, il restait l'ablation du sein et la radiothérapie. Après, il restait toute la vie.

L'oncologue avait suggéré à Jolyane d'enlever entièrement le sein droit pour mettre toutes les chances de son côté. Valait mieux attendre que la chimiothérapie grignote une partie du crabe, question de limiter les dégâts de la chirurgie.

Le 28 janvier, Jolyane a envoyé un message à ses amis sur Facebook :

> *Je me prépare pour demain… bien difficile de faire abstraction et de se rappeler que l'ablation est une étape indispensable vers la guérison. Je suis bien consciente que mon corps sera moins beau, mais je suis plus que certaine que cette expérience de vie aura fait de moi, Jolyane, une plus belle personne… et ça, rien ne peut me l'enlever.*

Jolyane a repris ses esprits dans la salle de réveil, un sein en moins. Martin était debout à ses côtés, la main dans la sienne.

— Je t'aime.

— Moi aussi.

— T'en souviens-tu, c'est comme la première fois ?

— Ben oui, je m'en souviens. La première fois que tu m'as dit « je t'aime ».

— Tu vois, je n'étais pas si drogué que ça !

Le retour à la maison a été dur. Jolyane avait tellement mal qu'elle ne pouvait plus prendre ses enfants dans ses bras. Elle ne pouvait pas jouer avec eux, ni les taquiner comme avant. Elle avait peine à marcher.

— Mes enfants ne méritent pas une mère qui ne peut pas s'occuper d'eux.

— Ben voyons, amour…

— Ben quoi, c'est vrai, je suis là et je ne peux rien faire pour eux, rien faire avec eux…

Nicolas n'avait pas encore un an, elle ne pouvait même pas changer une couche. Elle ne pouvait pas lui faire des purées maison comme elle l'avait fait pour Mathias, elle ne pouvait pas le bercer pour l'endormir. Elle les repoussait, leur disait qu'elle avait bobo.

Les exercices qu'elle devait faire la faisaient souffrir, elle s'y astreignait rigoureusement. Elle les faisait chaque soir en regardant la télé. Elle avait plus que jamais besoin de ces téléréalités, qui l'aidaient à oublier un peu la sienne. Elle avait mal.

Elle ne ratait pas une partie du Canadien, l'équipe était sur une bonne lancée depuis la fin du lock-out. Le conflit dans la Ligue nationale de hockey avait duré trois mois et demi, le temps de la chimio. La saison a été amputée de 34 matchs, Jolyane, d'un sein. Elle était contente de revoir son joueur préféré, Tomas Plekanec. Blessé, il s'était remis à l'entraînement, avait rapidement retrouvé la forme. Elle ferait comme Plekanec.

Une infirmière passait régulièrement pour changer ses pansements, découvrant pour ce faire son flan meurtri, sa poitrine creusée, dynamitée. La chair était rouge vif, on aurait dit une brûlure au deuxième degré. Jolyane n'arrivait pas à détacher son regard de cette plaie. Une plaie béante.

Elle s'est souvenue de la phrase que sa mère lui avait dite trois ans plus tôt, quand elle avait appris que Mathias devait être opéré. La phrase de cette fillette: «Ma cicatrice est comme un tatouage qui signifie la vie et qui confirme que je suis unique.»

Elle avait une inébranlable source de motivation: le médecin lui avait dit que les exercices allaient faciliter la reconstruction mammaire. Elle était tellement déterminée à retrouver ce sein, dans un an. D'ici là, elle avait mal. Rire la faisait souffrir, elle riait quand même.

Elle endurait une douleur plus grande encore. Elle s'enfermait des heures dans la salle de bain à regarder l'image dans la glace, voyait une femme amaigrie, blême. Une femme à un sein, avec un ridicule duvet sur la tête. Que restait-il de la belle Jolyane ?

Elle devait apprivoiser ce nouveau corps, n'y arrivait pas. Elle se trouvait affreuse.

— J'ai l'air d'une bête de cirque.

— T'es belle, Jolyane.

— T'es fin, Martin…

— Je te trouve vraiment belle…

— Arrête.

— Je t'aimerais même sans sein.

La cicatrice était encore fraîche que, déjà, elle s'imaginait la poitrine reconstruite, peut-être mieux qu'avant, pourquoi pas ? Elle pourrait refaire les deux seins, pour qu'ils soient pareils, plus beaux, plus fermes. Effacer toute trace du cancer. Et des grossesses.

— Qu'est-ce que tu dirais, amour, si j'en avais des plus gros ?

— Je sais pas…

— Ben voyons, tous les gars aiment les gros seins !

— J'aime bien ça, moi, des Ti-B…

— T'es sûr que t'en voudrais pas des plus gros ? C'est ta chance…

— Non, je les veux pareils.

C'était décidé, elle retrouverait ses Ti-B.

Une semaine après l'opération, Jolyane reprenait tranquillement des forces. Elle retrouvait son aplomb, le goût de sortir, d'aller voir des amis. Elle fourbissait ses armes pour la dernière étape du combat, le pire était maintenant derrière elle.

Jolyane a eu 31 ans le 11 février, 12 jours après la chirurgie. Elle a fêté ça avec Karine et les autres filles de la bande, ça allait de soi. Elles s'étaient donné rendez-vous au restaurant L'Atelier, sur la Grande Allée, Jolyane avait très hâte de retrouver ses amies.

Elle portait un délicat chemisier rouge et sa perruque. Elle s'était monté les cheveux en toque, avait cintré un large bandeau noir autour de sa tête. Personne n'aurait pu dire que Jolyane était chauve, qu'elle sortait de chimio, qu'elle venait de se faire enlever un sein.

Elle avait l'air d'une fille comme les autres, qui fêtait ses 31 ans.

Elle aimait ça.

Elle aimait quand elle arrivait à recréer dans les yeux des autres la Jolyane d'avant le cancer.

Karine – c'était aussi sa fête – n'était pas dupe. Elle était assise à côté de Jolyane, voyait bien qu'elle n'avait pas la même énergie qu'à l'habitude, qu'elle était plus blême.

— L'année qui commence, ça va être la nôtre, Joly...

— J'espère...

— On va oublier l'année qui vient de passer, c'est derrière nous, maintenant.

— J'ai tellement hâte de me sortir de ça, d'arrêter de parler de ça...

Les deux ont versé quelques larmes.

— À notre fête l'année prochaine, Joly, on va être toutes les deux en santé, et heureuses, et on va se faire la fête du siècle !

— *Cheers !*

Karine a fêté ses 33 ans toute seule.

Jolyane s'est excusée de fausser compagnie à ses amies après le souper, elle était incapable de les suivre. Elle était vannée.

Le lendemain sur Faccbook, Jolyane a vu qu'Amélie Boucher offrait une séance de photographie métamorphose, avec maquillage et coiffure, pour celles qui avaient déjà eu une séance de photo de famille. Pour gagner, les filles devaient écrire pourquoi elles devaient être choisies.

Six mois plus tôt, elle n'aurait pas hésité une seconde. Mais, maintenant, avec ses joues creusées, son crâne dégarni, sa poitrine dépecée, ce n'était plus la même histoire. Jolyane n'arrivait pas à s'imaginer jouer la starlette devant la lentille. Elle allait y penser.

Dans sa boîte de courriels, Amélie recevait des messages de mères qu'elle avait photographiées et qui tentaient leur chance pour gagner la métamorphose. Elles donnaient toutes leurs raisons, elles se recoupaient toutes plus ou moins : «Je suis une femme avant tout.»

Amélie espérait avoir un message de Jolyane, elle aurait tant aimé lui faire ce cadeau.

Il est arrivé une heure avant la fermeture du concours. Jolyane avait passé des heures à retourner les phrases dans tous les sens. Maintenant qu'elle s'était faite à l'idée, elle voulait vraiment prendre ces photos. Il lui fallait faire la paix avec son corps.

Elle a rédigé une longue lettre, a expliqué qu'elle était une mère, une conjointe et une femme. Elle parlait de Martin, de ses enfants, de sa maison, racontait combien sa vie était parfaite, comment le cancer était venu tout bousiller. Sa vie et son corps.

« Je ne demandais rien à personne, je voulais que rien ne change. J'étais bien, dans mon cocon, mais la vie en a décidé autrement. »

— Jolyane, c'est toi qui as gagné la séance photo !

— Yé !

— Quand est-ce que tu veux faire ça ?

— Je ne sais pas trop, je suis hyper fatiguée ces temps-ci. Je me remets de la chimio et de l'opération. Est-ce qu'on pourrait faire ça dans quelques mois ?

— Pas de problème, t'auras juste à m'appeler quand tu seras prête.

Avant de crier victoire, il restait la radiothérapie. Il ne fallait laisser aucune chance à ce crabe, il fallait l'exterminer, l'éradiquer, le réduire à néant. Pendant un mois, cinq jours sur sept, le corps de Jolyane s'est fait bombarder à répétition. L'assaut était doux, rien à voir avec la chimio.

Jolyane indiquait ses rendez-vous dans son agenda rose. Ici, elle écrivait « radio », plus loin, « souper », « 5 à 7 », « fête à Jessie ».

Au début, Ginette accompagnait sa fille aux traitements. Elles y allaient ensemble, revenaient ensemble, jasaient en chemin. Jolyane trouvait que sa mère en faisait déjà assez.

— Maman, tu n'as pas besoin de venir à mes traitements, tu sais ?

— Ça me fait plaisir.

— J'aimerais mieux y aller toute seule.

— Comme tu veux.

Jolyane avait l'impression de reprendre le contrôle sur sa vie, de retrouver une autonomie qu'elle n'avait pas eue lors de ses traitements de chimiothérapie. Elle en avait assez de dépendre des autres, de Martin et de sa mère surtout, elle leur devait tellement déjà.

Et puis, après ses traitements, elle pouvait aller magasiner, faire un peu de lèche-vitrine.

Le 29 avril, elle a eu son dernier traitement. Enfin. Elle avait tellement rêvé de ce jour-là, elle et Martin comptaient les traitements à rebours, ils étaient arrivés à la fin du décompte. Elle avait fait tout ce qu'il fallait faire, suivi les recommandations à la lettre, mis toutes les chances de son côté. Elle pourrait bientôt en parler au passé.

Le 1er mai, elle a dessiné une étoile dans son agenda.

Ce jour-là, elle avait rendez-vous chez l'oncologue pour connaître les résultats des derniers tests.

— Et puis?

— Il n'y a plus rien, plus aucune trace de cancer.

— Je suis guérie?

— Tout est beau pour le moment. Techniquement, tu es en rémission.

Jolyane et Martin n'ont pas porté attention aux nuances apportées par l'oncologue, à ces mots «techniquement» et «pour le moment» qui commandaient la plus grande prudence. Ils n'avaient plus le goût de mettre des bémols, de prendre la vie avec des pincettes.

Ils n'ont retenu que «rémission». Jolyane rêvait de ce mot depuis six mois, six longs mois, le pire hiver de sa vie. Elle avait investi toutes ses énergies pour arriver à ce moment-là, pour crier victoire. Ça y était.

Martin et Jolyane sont sortis de l'hôpital avec cette grisante impression de retourner dans cette vie qu'ils avaient laissée huit mois plus tôt. Jolyane avait mis le cancer K.-O. Ils se sont regardés en riant, se sont tapés dans la main comme font les joueurs de football après un touché.

— C'est dur un cancer, mais finalement, c'est pas si pire que ça!

Ils sont retournés joyeux dans leur maison orange et jaune, elle leur semblait déjà plus belle, la mort n'y rôdait plus. Jolyane s'est installée à l'ordinateur, a écrit ça sur Facebook :

> *Journée spéciale aujourd'hui…*
> *Je n'ai plus le cancer*
> *Je ne combats plus le cancer*
> *Mais je me remets du cancer…*
> *Et ça fait TOUTE la différence!*
> *CHEERS à vous qui m'avez gentiment soutenue…*
> *CHEERS à ma RÉMISSION!*

Elle a illustré le message d'un égoportrait pris à ce moment-là, debout dans sa salle à manger, avec son grand sourire, ses dents blanches, ses grands yeux noirs. Ses cheveux recommençaient à pousser, lentement mais sûrement. Elle allait retrouver ses longs cheveux.

Elle a reçu 92 messages cette semaine-là. Ils disaient tous bravo, *cheers*, parlaient de cette nouvelle vie qui commençait, du cancer qu'elle avait mis au tapis.

Jessie : *Enfin!!! Je suis tellement fière de toi! T'as fait ça comme une championne! Jamais je n'ai douté de ta force et de ta détermination ma belle amie! Je t'aime xxx*

Marie-Joëlle Audy : *Voici le portrait d'une femme merveilleusement forte… Ma belle amie, quel bonheur de dire à la vie : « J'ai gagné !» car tu es à mes yeux la gagnante, avec la mention excellence, d'une grande lutte. Tu as affronté la maladie, tu as dit merde au cancer et tu es maintenant la femme pour qui j'ai une admiration sans nom ! Je t'aime xxx*

Geneviève Coulombe : *Je suis émue de te lire mon amie !!! Quel combat… Ouffff ! Maintenant, le crabe est mort, tu as gagné !!! Tu es resplendissante, je t'admire et je t'aime xxxxx*

Karine : *Wow, je capote, c'est fou comme je t'aime !*

Guylaine Caron : *Maintenant dis-toi que la vie commence ! Avant, c'était difficile de penser que ça pouvait finir. Maintenant, tu le sais. Tu ne verras plus rien tout à fait comme avant. Tu vas t'attarder à des choses qui te semblaient banales avant. C'est la vie après la vie. Jolyane, BRAVO.*

Ils sont allés souper au restaurant pour fêter ça, avec une douzaine d'amis et quelques bonnes bouteilles de rouge. Jamais le vin n'avait goûté aussi bon.

Jolyane rayonnait, souriait, riait. Elle parlait fort, disait à qui voulait l'entendre que plus rien ne pouvait l'arrêter maintenant. En silence, elle effleurait sa poitrine mutilée, ce sein que le cancer lui avait dérobé. Elle allait le retrouver, reprendre le territoire cédé à l'ennemi.

Nicolas venait d'avoir un an, Mathias en aurait quatre en juillet. Elle allait peut-être recommencer à travailler. Et voir Mathias commencer sa maternelle l'année prochaine.

Martin et Jolyane se sont remis à rêver, à faire des projets de voyage. Avant le cancer, ils avaient prévu finir de rénover la maison avant de voyager. Ils s'étaient donné 10 ans. La maison serait terminée quand ils auraient 40 ans.

Ils se marieraient après.

L'ordre des priorités avait changé. Ils allaient voyager tout de suite, rénover pendant plus longtemps s'il le fallait, se marieraient un moment donné, quand ça adonnerait. Ils ne se donnaient plus d'échéance, ne fixaient plus les choses dans le temps. Ils ne se projetaient plus dans le futur, ils se jetaient dans le présent.

— Allez, Coco, tu es capable !

— …

— Viens voir maman, allez, un pas, deux pas…

Nicolas venait de faire ses tout premiers pas, il avait 13 mois. C'était le plus beau cadeau pour Jolyane, de voir son garçon marcher, de trouver son équilibre. Il allait pouvoir faire son chemin dans la vie. Avec elle. Elle était en rémission.

La vie était belle.

Jolyane a consulté ses courriels pour trouver le numéro d'Amélie.

— Amélie ?

— Oui.

— C'est Jolyane, pour la séance de photos…

— Tu es prête ?

— Oui, là, je suis prête. Je suis en rémission, ça va me faire un beau souvenir de ce moment-là.

— On va faire ça quand tu veux, où tu veux.

Jolyane avait son plan. Elle avait baptisé la séance « la célébration de la vie ». Elle voulait faire ça au Boudoir Lounge, dans un salon privé, elle aimait beaucoup le décor et l'éclairage. Elle est allée magasiner, a choisi des tenues simples, comme cette camisole noire, toute délicate.

Elle avait aussi acheté un court peignoir en dentelle, couleur crème.

— Je ne suis pas certaine de vouloir montrer ma cicatrice.

— C'est toi qui décides, Jolyane, tu verras comment tu te sens.

Elle se sentait bien, en confiance. La séance a duré presque deux heures, Jolyane s'est abandonnée à la caméra d'Amélie. Elle a dévoilé sa poitrine, ce qu'il en restait.

— Est-ce que tu peux me faire un sourire ?

— Je ne suis pas capable, pas capable…

— C'est correct, Jolyane, c'est correct.

Elles ont dû s'arrêter un peu, le temps d'éponger les larmes qui coulaient sur la joue de Jolyane. Amélie pleurait aussi. Son œil de photographe se confondait à son regard de femme. Elle ne pouvait rester insensible à ce qu'elle voyait, à ce corps marqué, incomplet.

Elles ont repris la séance.

— Et puis, ça va… la cicatrice, elle fait partie de moi, non ?

Jolyane a esquissé un petit sourire, c'était pour elle une grande victoire. Amélie a immortalisé le moment.

Avant de partir, Jolyane a sorti le peignoir crème.

— C'est pour toi.

— Ben là, tu n'as pas à me faire de cadeau…

— Il fera très bien à d'autres femmes pour des séances photos.

Jolyane est allée passer la fin de semaine suivante chez son amie Karine à Bécancour avec Mathias et Nicolas, elle avait le goût de changer d'air. Elles se sont amusées avec les gars, ont joué dans la forêt derrière. Ils ont chassé les lutins.

Mathias avait perdu une figurine de Transformers qu'il venait de recevoir en cadeau, il était inconsolable. Jolyane lui a dit que les lutins allaient la retrouver, qu'ils viendraient la lui rapporter dans la maison, à condition d'aller leur parler dans le bois.

Au retour de leur promenade, Mathias a retrouvé sa figurine.

RÉCIDIVE

— Pis Billy, ça file ?

— …

— Allez, dis-nous ce qui ne va pas !

— …

— Tu boudes ?

Ces conversations avec le chat les amusaient encore. Billy en avait marre, il finissait par se pousser. Il allait voir Mathias et Nicolas, qui ne manquaient pas une occasion de lui tirer gentiment la queue. Ou de faire semblant de s'asseoir dessus. Billy ne bronchait pas.

Et dire qu'il avait failli mourir lui aussi.

Jolyane voulait recommencer à travailler dès qu'elle aurait retrouvé son sein droit. Elle avait peur du regard de ses patients, de leurs commentaires surtout, elle ne voulait pas se jeter en pâture.

Elle s'ennuyait de l'hôpital, de donner des soins plutôt que de les recevoir. Elle aimait tellement son travail. Ses collègues prenaient régulièrement de ses nouvelles, ils ont sauté de joie en apprenant qu'elle était en rémission. Ça ne pouvait pas en être autrement, Jolyane était si forte, si pétante de vie, elle n'avait fait qu'une bouchée du cancer.

L'été s'annonçait magnifique, peu importe la météo qu'il ferait.

Un jour de juin, Jolyane a eu cette désagréable impression que le cancer s'était de nouveau niché dans son corps. Une fatigue, un sentiment étrange, indéfinissable. Une intuition qu'elle n'aimait pas. Quand on a eu un cancer, il ne nous quitte jamais complètement. Elle a appelé son infirmière pivot.

— J'ai l'impression que le cancer est revenu.

— Qu'est-ce qui vous fait dire ça ?

— C'est dur à dire, je suis plus fatiguée, je me sens bizarre. J'ai comme des chocs électriques à droite, où était mon sein.

— Ça va aller, madame, plusieurs personnes en rémission ont ce genre d'impressions. Ce n'est rien.

— OK, merci.

Jolyane a chassé ses idées noires, s'est dit qu'elle pensait trop. Elle est allée chercher des sushis, une bonne bouteille de vin.

Elle a rappelé quelques fois son infirmière pivot, pour lui dire sensiblement la même chose, sans jamais pouvoir mettre de mots sur ce qu'elle ressentait. Chaque fois, l'infirmière coupait court à ses inquiétudes, elle entendait ça à cœur de journée.

— Ça va aller, madame, ça va aller.

Ça n'allait pas. Jolyane a rappelé, elle a demandé à subir des examens pour en avoir le cœur net, l'infirmière lui a répété que ce n'était pas nécessaire. Jolyane a insisté, elle a exigé un rendez-vous. De guerre lasse, l'infirmière lui en a donné un, 15 jours plus tard.

— Maman, est-ce que tu trouves que j'ai un œil plus petit que l'autre?

— Lequel?

— Le droit, regarde…

— C'est dur à dire. Peut-être, oui…

Jolyane était passée maître dans l'art de se maquiller, Ginette ne voyait aucune différence entre ses deux yeux. Peut-être une petite, maintenant qu'elle posait la question.

Il y avait la paupière aussi, qui baissait parfois la garde. Jolyane a pris rendez-vous avec un ophtalmologiste, il lui a prescrit des gouttes pour donner du tonus à la paresseuse.

Et puis, il y avait cette toute petite bosse au-dessus de l'œil, Jolyane suspectait une conjonctivite ou un orgelet. Quand ses techniques de maquillage n'arrivaient pas à faire un trompe-l'œil, elle portait ses verres fumés.

Le 1ᵉʳ juillet, Martin a invité son ami Guillaume à jouer au golf pour lui changer les idées. Quatre mois et cinq jours que sa Caroline était morte.

Un cancer du foie, fulgurant. Elle avait 32 ans.

Ils avaient deux filles, quatre ans et 19 mois, à peu près l'âge de Mathias et Nicolas. Jolyane a passé la journée avec elles. Quelques semaines avant la mort de Caroline, Jolyane lui avait promis qu'elle bercerait ses filles, elle l'avait invitée à venir prendre sa place, à travers son corps. Elle allait tenir sa promesse.

Jolyane était avec les filles pendant que Guillaume et Martin jouaient au golf. À l'heure de la sieste, elle les a bercées, l'une après l'autre, en fermant les yeux. Elle leur a chanté une berceuse. Elle s'est abandonnée, a invité Caroline à venir se blottir contre ses filles.

Le lendemain, Guillaume leur a dit merci, sur Facebook :

Belle journée de golf, un gros merci à Martin Létourneau pour l'invitation et merci à Jolyane Fortier de s'être occupée de mes deux poupounes durant la journée ! Ça m'a tellement fait de bien, pour moi ce genre de journée vaut de l'or. Mille fois merci encore, vous êtes tellement généreux !

Jolyane a répondu :

On remet ça, certain !

Jolyane se sentait coupable d'avoir survécu. Elle trouvait la vie injuste, même si elle était, cette fois, du bon côté du destin. Caroline n'avait jamais été malade. Un mal de ventre qu'elle avait mis sur le dos de ses règles. Les règles étaient passées, pas le mal de ventre. Elle est allée voir son médecin, qui a commandé une batterie de tests.

Le verdict est tombé, dix jours avant Noël. Il ne lui restait que quelques mois.

Qu'est-ce qu'on peut faire en quelques mois ? Par où on commence quand on sait que la fin est si proche, que la mort est imminente, qu'il n'y a plus rien devant ? Comment on arrive à accepter que le monde continuera à tourner sans nous ? Que nos enfants grandiront sans leur mère ? Jolyane n'arrivait pas à répondre à ces questions.

Le 25 février, au lendemain de la mort de Caroline, elle avait écrit sur Facebook :

Apprendre que tu as le cancer est une chose… mais y laisser sa vie en est une autre. Maman de deux jeunes filles, soutenue jusqu'à la toute fin par son amour et ses amies… elle a reçu le diagnostic juste avant Noël et c'est déjà terminé… Repose en paix Caroline Gilbert, tu es et resteras un exemple de force et de beauté intègre…

Mathias et Nicolas, eux, retrouvaient leur mère, qu'ils avaient partagée plus souvent qu'à leur tour avec le cancer. Elle retrouvait son énergie, pouvait jouer avec eux, aller se promener, comme elle l'avait fait si souvent. Avant.

Martin était bien content de retrouver sa Jolyane.

En avril, il s'était même lancé dans la rénovation de la salle de bain du rez-de-chaussée, selon les plans de Jolyane, qu'il avait d'abord approuvés. Il avait enlevé la vieille céramique, changé les planchers, fait un mur en bois derrière la toilette. C'était un début.

Quelques jours après s'être occupé des filles de Caroline, Jolyane a emmené ses garçons à un spectacle de clowns. Ginette l'accompagnait, elle aimait beaucoup les clowns aussi. La mère et la fille marchaient d'un bon pas vers le chapiteau, Jolyane derrière la poussette double.

— Attends un peu, maman.

— Qu'est-ce qu'il y a ?

— Je ne sais pas, je suis un peu essoufflée.

— Est-ce que ça va ?

— Oui, oui, ce n'est rien, j'étais juste un peu essoufflée. Ça va déjà mieux maintenant. Allons-y !

Jolyane se tenait en forme, elle pratiquait la marche rapide. Ce devait être un peu de fatigue, sans plus. Elles n'y ont plus repensé après. Elles se sont amusées des pitreries des clowns, presque autant que Mathias et Nicolas.

Le 8 juillet, Martin partait pour Port-Cartier, un contrat de 12 jours. C'était la première fois qu'il partait depuis un an. La dernière fois, Jolyane était en chimio. Ils ont fait l'amour la veille, ont ri comme des gamins. Ils ont fait des projets.

— Quand tu vas revenir, on va aller avec les enfants passer quelques jours au Parc Safari.

— Bonne idée! On pourrait aller à la pêche, aussi.

— Et faire du camping, dans la Vallée Bras-du-Nord.

Ils se sont endormis en rêvant déjà.

Au matin, l'œil droit de Jolyane n'ouvrait plus, comme un boxeur qui aurait reçu une gauche vicieuse dans l'orbite. La petite bosse au-dessus de la paupière avait grossi.

— Est-ce que tu veux que j'annule mon contrat?

— Ben non, ça serait niaiseux, qu'est-ce que tu pourrais faire de plus ici? C'est probablement pas grand-chose.

Jolyane s'est mise à pleurer.

— Tu penses au cancer?

— Je pense tout le temps au cancer…

Martin est parti pour la Côte-Nord, Jolyane pour l'hôpital. Elle a envoyé un texto à Jessie, il était 16 h 40:

> *Je suis à l'urgence depuis 10 h… J'attends pour passer un taco, je vais enfin savoir ce que j'ai.*

Jessie a répondu:

> *Aaaaaah! Enfin! Je veux que tu me le dises dès que tu le sauras. Je t'aime, tout va bien aller mon amie! xxxx*

Le diagnostic est tombé le lendemain. Le cancer était revenu, dans les poumons et dans l'œil. Il fallait tout recommencer à zéro, la chimiothérapie, la radiothérapie, les cheveux qui tombent, le corps qui encaisse, qui décaisse. Et les enfants, il fallait faire revivre ça aux enfants.

Jolyane était dévastée. Elle a appelé Martin en pleurant, en s'excusant de devoir l'entraîner encore là-dedans.

À 14 h 12, les filles du Seven recevaient un texto :

> *Ce ne sont pas de bonnes nouvelles… Métastases aux poumons, la possibilité que ce soit des nodules est faible… Scan osseux lundi question de faire le tour. Je suis à bout. Je reste quand même positive, mais je suis à bout pareil !*

Le 11 juillet, Jolyane l'annonce publiquement sur Facebook :

> *Déjà la fin du «HAPPY END»… Métastases cancéreuses aux poumons, chimio…*

Elle a accompagné le message d'une magnifique photo, elle et Martin se regardent droit dans les yeux, quand elle était enceinte de Nicolas. Quand tout était parfait.

Le 14 juillet, cet autre message sur Facebook :

> *Je bloque TOUS les gars de ce message : Les filles, c'est* Danse lascive *à TVA !*

Dans son agenda rose, Jolyane a recommencé à noter ses rendez-vous à l'hôpital, ils s'intercalaient entre les soupers et les 5 à 7. Lundi matin, le 15 juillet, Jolyane devait passer un autre taco.

Jolyane appelait Martin chaque soir, il lui résumait sa journée en quelques mots, comptait les jours qui restaient avant son retour à la maison. Elle lui parlait des enfants, surtout, aussi de ses rendez-vous à l'hôpital, des examens qu'elle subissait, de ce qui l'attendait à son retour.

— Je vais être à la maison à la fin de la semaine. T'en fais pas, on va encore passer au travers. Je t'aime, Joly.

— Je t'aime.

Le 17 juillet, elle avait un énième rendez-vous avec l'oncologue. Elle voulait absolument y aller seule. Jolyane en avait assez de faire vivre ces moments-là à ses proches, de leur faire encaisser les mauvaises nouvelles. Elle a demandé à sa mère d'aller chercher Mathias et Nicolas à la garderie.

Elle ne voulait pas que sa mère l'accompagne. Elle préférait ne pas avoir à s'inquiéter de ses garçons, de les savoir avec Mamie pendant qu'elle passerait encore une batterie de tests. Elle en avait assez.

Elle avait suivi à la lettre les recommandations des médecins, suivi les traitements prescrits, les recommandations. Elle avait toujours mis les chances de son côté.

La chance n'était pas du sien.

LE DÉBUT DE LA FIN

— Jolyane, j'insiste.

— Ça va être long, le médecin va sûrement demander d'autres tests, j'en ai pour tout l'après-midi.

— Écoute, j'ai bien le droit d'aller passer ma journée dans une salle d'attente, tu ne peux pas m'en empêcher !

— Laisse faire…

Son amie Jessie tenait à être avec elle pour ce rendez-vous du 17 juillet, qui sait ce que le médecin allait lui balancer, encore ? Un nouveau traitement ? Un nouveau diagnostic ? Elle savait qu'elle avait des métastases aux poumons, elle devait s'attendre à tout.

Jolyane se rappelait la dernière fois, la douleur, la fatigue et les cheveux qui tombent. Elle ne voulait pas perdre encore ses cheveux, elle arrivait à cacher la fatigue et la douleur, pas sa tête chauve.

Elle ne voulait pas déranger Jessie avec ça. Elle le lui a signifié par texto.

— *Tu vas être déçue, mais je vais y aller toute seule.*

— *Non mon amie ! Je ne veux ABSOLUMENT pas que tu y ailles seule !*

— *T'es ostineuse.*

— *Très ! Ce n'est pas pour te faire chier que j'insiste mon amie, au contraire ! Je veux être avec toi, accepte-le, svp… Je suis certaine que tu ferais la même chose si c'était moi qui devais se rendre à l'hôpital aujourd'hui…*

— *Je sais…*

— *OK, donc, je serai à 15 h chez toi !*

— *Dac* ♥

— *Merci…*

— *Merci à TOI ! Mais si t'as un empêchement, no stress.*

Jessie est passée à 15 h, comme prévu. C'était une journée de canicule, 32 degrés sans compter l'indice humidex.

— Je suis tannée, Jessie.

— On est là pour toi, on va toujours être là.

— Justement, je suis tannée de faire de la peine autour de moi. C'est pour ça que je voulais aller toute seule à mon rendez-vous.

— Ça sera moins plate avec de la compagnie !

— J'aimerais mieux que tu ne viennes pas dans le bureau, que tu m'attendes.

— OK, Joly, comme tu veux…

Jessie et Jolyane sont arrivées un peu en avance, elles se sont assises dans la salle d'attente. Jolyane avait l'impression de ne faire que ça, attendre. Attendre un diagnostic, un traitement. Ce n'était pas dans sa nature.

— Si tu veux, Jessie, tu peux venir avec moi…

— OK.

Jolyane avait changé d'idée, elle était morte de peur, au fond. Elle avait tellement peur de ce que l'oncologue allait lui dire, quelle recette elle allait tirer de son grand livre, ce qui l'attendait au détour.

— Fermez la porte.

Les deux filles se sont assises en silence. L'oncologue a pris une grande respiration. Elle a commencé par la bonne nouvelle, n'a pas donné le choix à Jolyane.

— Jolyane, tu n'as pas de métastases sur les os.

— Yé!

Jessie était soulagée.

— Je suis contente que tu ne sois pas venue seule…

— Qu'est-ce qu'il y a encore?

— Ton cancer est très agressif.

— Agressif comment?

— Tu vas mourir de ton cancer. Il va falloir que tu penses à mettre tes papiers en ordre…

— …

Jessie a posé la question que Jolyane n'arrivait pas à poser.

— Combien de temps?

— La personne que j'ai vue vivre le plus longtemps dans ta situation, c'est cinq ans, mais toi, ça peut aller beaucoup plus vite. Ça peut être en termes d'années, de mois, je ne sais pas.

Jolyane venait d'être frappée par la foudre. Elle s'attendait à tout, mais pas à ça. Pas à la mort, pas maintenant, même pas dans cinq ans. Elle avait trop de choses à faire, à vivre. Il y avait Nicolas et Mathias.

Elle s'est levée d'un bond, s'est mise à marcher d'un pas frénétique, d'un bout à l'autre du bureau.

— Comment ça, mourir, comment ça? Ça veut dire que je ne verrai pas grandir mes enfants, ils ne se souviendront pas de moi! Est-ce qu'ils se souviendront de moi? Et la maison? Je ne pourrai pas terminer la maison avec Martin, ça n'a pas de bon sens, c'était notre rêve, notre rêve… Je ne pourrai pas retourner travailler, jamais, jamais! Ça veut dire que je ne pourrai pas prendre ma retraite, que je ne pourrai pas vieillir…

Elle criait, pleurait.

L'oncologue s'est levée, l'a serrée dans ses bras.

— Ce n'est pas facile de t'annoncer ça. Il y a des patientes à qui on s'attache plus qu'à d'autres…

Jessie pleurait aussi. Elle a ravalé ses sanglots, séché ses larmes, il lui fallait rester forte, pour Jolyane. Elles sont sorties du bureau sans parler, il n'y avait rien à dire, absolument rien. Jessie ne pouvait plus dire que ça allait passer, que ça irait, qu'elle serait forte et qu'elle s'en sortirait.

Jolyane allait mourir.

À chaque tempête que Jolyane affrontait, depuis la maladie de Mathias jusqu'à aujourd'hui, Jessie lui envoyait toujours des mots d'encouragement. Elle répétait, à quelques mots près, que ce n'était qu'un mauvais moment à passer, que le soleil allait recommencer à briller, bientôt.

Elle ne savait plus quoi dire, ce n'était pas un mauvais moment à passer, son amie allait trépasser. Et le soleil? Il allait se coucher, disparaître et ne plus se lever.

Sur le chemin du retour, Jolyane a appelé Martin à Port-Cartier, la ligne était mauvaise sur le chantier. Il s'est éloigné des autres travailleurs, est monté sur le toit d'un bâtiment.

Jolyane pleurait.

— Mon amour, je m'excuse de t'abandonner…

Martin s'est agenouillé sur le toit.

— Quoi?

—Je vais mourir…

— Ça ne se peut pas Jolyane, ça n'arrivera pas, on va trouver une façon, tu ne mourras pas.

— Oui, chéri, je vais mourir…

— Non, tu ne mourras pas.

—Je m'excuse, mon amour, je m'excuse tellement…

— Mais non, Joly, ça n'arrivera pas.

—Je m'excuse…

La conversation s'est noyée dans les sanglots, Jolyane a raccroché.

—Jessie, il ne me croit pas.

— Ben voyons, Joly, c'est parce qu'il est sous le choc. Il ne sait pas quoi dire, il ne veut pas y croire.

—Je vais appeler mes parents.

— Attends, on va aller les voir.

Elles ont roulé vers Saint-Lambert-de-Lauzon, Jolyane pleurait, Jessie essayait de garder ses esprits pour ne pas faire d'accident. Elle aurait bien voulu avoir des essuie-glaces dans les yeux.

Ginette avait fait du spaghetti, Mathias prenait de grosses bouchées, Nicolas grignotait du pain. Le temps passait, toujours pas de nouvelles de Jolyane. Ginette avait demandé à sa fille de l'appeler tout de suite après son rendez-vous. Le téléphone ne sonnait pas.

Jolyane est entrée avec Jessie. Ginette a tout de suite remarqué leurs yeux rougis, bouffis.

— Allo, mes amours…

Jolyane avait la voix tremblante. Nicolas et Mathias se sont précipités sur elle, elle leur a donné un petit bisou, ne les a pas pris dans ses bras comme elle faisait d'habitude. Elle n'a pas demandé à Mathias ce qu'il avait fait pendant la journée. Elle en était incapable.

— Maman, papa, j'ai quelque chose à vous dire…

— …

— On va aller au sous-sol. Jessie, peux-tu rester en haut avec les enfants ?

Jolyane ne voulait pas que ses enfants assistent à cette scène-là, leur mère qui annonce à ses parents qu'elle va mourir.

— J'ai beaucoup de métastases…

— Il y a un traitement ?

— Je vais mourir…

— …

— L'oncologue a dit que le plus longtemps que je peux vivre comme ça, c'est cinq ans. Elle a dit que ça pourrait aller plus vite.

— …

— Elle m'a dit de mettre mes papiers en ordre, de préparer un mandat d'inaptitude, au cas où ça irait rapidement.

— …

— Je m'excuse tellement de vous faire de la peine…

Jolyane a fondu en larmes. Elle a pleuré, comme elle n'avait jamais pleuré avant. Ginette et Roger pleuraient aussi, ils serraient leur fille dans leurs bras, ils auraient bien voulu la réconforter. C'était peine perdue. Personne ne pouvait réconforter personne.

C'était de la douleur pure.

Chacun de leur côté, Ginette et Roger ont pensé à la même chose, ils donneraient leur vie pour que Jolyane ne perde pas la sienne, pour qu'elle ne meure pas, qu'elle puisse s'occuper de ses enfants encore longtemps, pour qu'elle les voie vieillir.

C'était l'ordre normal des choses.

Il n'y avait pas de pourquoi, pas encore. Il n'y avait pas d'échelle de temps, il n'y avait plus de temps, il était suspendu. Personne ne se demandait si Jolyane vivrait cinq ans, deux ans, trois mois. C'était un moment hors du réel, un trou noir, c'était le chant du cygne, le point de non-retour.

C'était le début de la fin.

À partir de ce moment-là, Ginette et Roger allaient accompagner leur fille vers la mort.

Et dire que les CHSLD sont pleins de vieux qui n'attendent que ça, que la mort vienne les chercher, pour rejoindre leur amour parce qu'ils sont tannés de mourir à petit feu, parce qu'ils sont tout seuls, que personne ne vient les voir. Ils sont prêts.

Jolyane n'était pas prête.

Ginette était abasourdie. Sa fille, sa petite Jolyane, allait mourir avant elle. Il ne servait à rien de nier, de faire comme si, de se dire que ça n'arriverait pas. Jolyane allait mourir, Ginette n'arrivait pas à se faire à cette idée-là. Une mère ne peut pas se faire à cette idée-là.

Roger non plus.

Jolyane non plus.

Jolyane est remontée à l'étage avec ses parents, en silence. Mathias et Nicolas se sont rués sur elle, elle les a serrés tellement fort qu'ils se sont arrachés de son étreinte. Jolyane avait la gorge nouée, les joues mouillées. Elle reniflait.

— Pourquoi tu pleures, maman?

— Je vous aime tellement...

— Tu pleures parce que tu nous aimes?

C'était un peu ça, dit autrement. La douleur de Jolyane était décuplée par l'amour qu'elle portait à ses enfants. Spontanément, Mathias et Nicolas se sont approchés pour consoler leur maman. Elle pleurait à chaudes larmes maintenant. Elle ne verrait pas grandir ses deux garçons.

— Tu peux rester à coucher, si tu veux.

— Non, ça va maman, j'aime mieux être toute seule chez moi, dans mes affaires. Tu peux garder Nicolas?

— Évidemment.

Ginette n'était pas du genre à s'accrocher à de faux espoirs. Infirmière, elle avait appris à ne pas rassurer faussement les patients qu'on sait condamnés. Elle faisait la même chose avec sa fille. Elle ne lui disait jamais « ça va s'arranger » si elle savait que ça ne s'arrangerait pas.

Cette fois, ça ne s'arrangerait pas. Elle ne pouvait qu'être là, à ses côtés, pour le temps qui restait.

Sur le chemin, Mathias a parlé sans interruption, un vrai moulin à paroles. Il décrivait tout ce qu'il voyait par la fenêtre. Jolyane ne l'entendait pas, elle fixait le vide.

Jessie est entrée, elle ne voulait pas laisser Jolyane toute seule. Elle s'est occupée de Mathias, lui a donné son bain, l'a couché. Pendant qu'elle était dans la chambre du petit, Jolyane a rappelé Martin.

— J'avais hâte que tu me rappelles.

— Je suis allée voir maman…

— Je vais essayer de revenir demain, de me faire remplacer.

— Ça ne sert à rien, finis ton contrat, il reste juste deux jours. Ça ne changera rien.

— Je pourrais te serrer dans mes bras, j'ai tellement besoin de te serrer dans mes bras.

— Moi aussi…

Ils ont pleuré comme des veaux, se sont agrippés à la plus longue échéance, cinq ans. Ça leur laissait quand même en masse de temps pour profiter de la vie et, qui sait, la médecine allait peut-être trouver un remède d'ici là. Ils s'accrochaient à l'espoir, aussi mince fût-il, de déjouer les pronostics, de faire mentir les médecins.

Depuis le début, ils s'étaient toujours accrochés à l'espoir.

— Ça va aller ?

— Oui, ça va aller, je vais t'attendre.

Quand ils ont raccroché, ils ne pleuraient plus.

Jessie s'est approchée de Jolyane.

— Mathias est endormi.

— Merci…

— C'est la moindre des choses.

— Je ne peux pas croire que tout ça va s'arrêter…

— Ça ne se peut pas…

— Je ne peux pas croire que je vais laisser Martin, que je vais laisser mes enfants, que je vais laisser ma place…

— …

— Je ne veux pas partager mon amour, je ne veux pas partager mes enfants.

— Ne pense pas à ça…

Elles ont encore pleuré, il n'y avait que ça à faire, tout avait été dit.

— Tu peux y aller.

— Mais non, je vais rester.

— Non. Ça va, merci. Je suis fatiguée…

— Tu peux m'appeler si ça ne va pas, je vais revenir.

— Ça devrait aller. Merci d'être venue avec moi aujourd'hui.

— T'aurais fait pareil.

— Je m'excuse de t'avoir fait vivre ça.

— Voyons Jolyane, t'as pas à t'excuser. Je vais être là jusqu'au bout.

— Merci.

Jolyane a refermé la porte, elle était seule.

Elle était seule, vraiment seule, à penser à la mort. À sa mort. Elle pensait à tout ce qu'elle ne verrait pas, aux moments qu'elle ne vivrait pas. Elle regardait autour d'elle, les cadres sur les murs, les jouets au sol. Elle devrait dire adieu à tout ça.

Elle est allée voir Mathias dormir.

Elle regardait leur belle table de bois et l'énorme bol en verre à côté, dans lequel elle et Martin mettaient les bouchons des bouteilles de vin qu'ils buvaient ensemble. Combien de bouchons allait-elle pouvoir y mettre avant de mourir ? Combien ?

Il restait deux jours au contrat de Martin, il les a passés assis à côté des gars, le regard absent, hagard. Il était K.-O. Les gars l'ont laissé tranquille.

Ginette a passé l'après-midi avec sa fille et ses petits-enfants, qui étaient plus étourdissants que jamais. Mathias voulait jouer à cache-cache, Ginette et Jolyane n'avaient pas le cœur à ça.

— Tu te rappelles, maman, quand j'étais jeune, quand je te disais que j'allais prendre soin de toi quand t'allais être vieille ?

— Je m'en souviens.

— Ça n'arrivera pas. C'est toi qui vas encore être obligée de prendre soin de moi, je ne pourrai jamais faire pareil.

Jolyane s'est mise à pleurer, Ginette a essayé de la consoler. Peine perdue, elle s'est mise à pleurer aussi. Les rôles étaient inversés, la mère et la fille trouvaient ça injuste, elles n'y pouvaient rien. À partir de là, tous les moments qu'elles vivraient seraient peut-être les derniers.

Combien de Noëls leur restait-il ?

Jolyane est allée chez ses parents le lendemain matin, il lui fallait sortir de la maison. Elle avait pleuré toute la nuit. Elle n'arrivait pas à penser à autre chose qu'à la mort. Elle était terrifiée.

Elle est rentrée avec ses enfants après le souper. Elle les regardait s'amuser, insouciants, ils ne se doutaient pas de ce qui se passait, c'était tant mieux comme ça. Elle observait Nicolas s'agripper, chambranlant, à la table du salon, retomber sur ses fesses, se relever.

Jolyane ne faisait que ça depuis un an, tomber et se relever. Elle savait qu'elle devrait se relever encore pour faire le dernier bout de chemin entre ce moment, cette minute exacte, et celle où elle rendrait son dernier souffle. Il fallait s'y rendre.

Elle avait une peur bleue de souffrir, de faire souffrir. Sa condamnation à mort était une bombe à fragmentations. Personne ne s'en sortirait indemne. Ses enfants allaient devoir, encore une fois, partager leur mère avec cette maudite maladie.

Ils allaient perdre leur mère.

Jolyane s'est allongée aux côtés de Mathias dans son lit capitaine, elle a caressé ses beaux cheveux blonds. Elle a voulu lui chanter sa chanson préférée, en vain. Sa voix était un sanglot étouffé. Elle ne voulait pas pleurer. Elle voulait laisser à son fils l'image d'une femme forte. Pas morte.

Elle a bercé Nicolas longtemps après qu'il fut endormi, dans la chaleur réconfortante de sa doudou. Il était lové contre sa poitrine, la tête contre ce sein qu'elle ne retrouverait jamais.

Jolyane respirait doucement. Elle remplissait ses poumons d'air, le laissait s'échapper lentement. Elle faisait comme dans ses cours de yoga quand il faut lâcher prise. Elle inspirait en comptant jusqu'à six, expirait en comptant jusqu'à quatre.

Ses respirations étaient comptées.

Elle a déposé Nicolas dans sa couchette, s'est penchée sur lui pour l'abrier comme il faut. Elle lui a caressé le front une dernière fois. Elle est retournée voir Mathias, il dormait à poings fermés.

Elle s'est ouvert une bonne bouteille de rouge, a bu en zappant. Elle s'est arrêtée sur une téléréalité, comme pour voir d'autres vies défiler sous ses yeux. Elle ne riait pas.

Jolyane était morte de jalousie, elle les regardait en se disant que, eux, ils vivaient. Ils n'avaient pas le cancer, ils n'étaient pas condamnés à mort. Leur plus gros souci était de savoir avec qui ils allaient finir la soirée.

Elle est allée se coucher, seule dans son lit. Elle avait tellement hâte que Martin revienne, pour ne plus être seule. Martin allait trouver les mots pour lui redonner le sourire. Pour lui redonner espoir. Elle avait besoin de Martin pour passer au travers.

Martin est revenu le lendemain soir, après neuf heures et demie de route. Il a conduit d'une traite, sans s'arrêter en chemin. Il ne pensait qu'à une chose : prendre Jolyane dans ses bras, lui dire qu'il ne la laisserait plus jamais toute seule.

Il s'en voulait tellement de ne pas avoir été là.

Ils se sont enlacés comme si c'était la dernière fois. Elle arriverait, plus tôt que tard. Pendant une heure, ils sont restés soudés l'un à l'autre. Ils ne disaient rien, les mots ne venaient pas. Ils ont pleuré tant qu'ils ont pu.

— On va trouver une solution.

— L'oncologue a dit que je pourrais vivre cinq ans, c'est quand même pas pire cinq ans, ça nous laisse le temps de faire plein de choses, cinq ans. On peut voyager, on peut se marier…

— Ça va être cinq belles années.

Ils disaient cinq, mais ils pensaient à plus. Ils se disaient que cinq ans, c'était un début, que la médecine allait repousser l'échéance. Elle fait des miracles, non ? Elle sauve les très grands prématurés qui naissent avec des poumons immatures, elle allait trouver comment soigner les siens.

Ils sont allés se coucher, fourbus. Ils ont pleuré, encore, ont dû s'endormir en pleurant, à bout de forces.

Ils se sont réveillés au beau milieu de la nuit, n'arrivaient plus à trouver le sommeil. Ils étaient dans le même cauchemar, yeux ouverts ou yeux fermés. Ils essayaient de se dire que demain serait un autre jour.

Chaque jour de plus était un jour de moins.

Le lendemain, il faisait un temps radieux. Jolyane était installée au bout de la table devant un fouillis de papiers, des dépliants sur le cancer, sur la façon de rédiger un testament, sur la marche à suivre pour faire un mandat d'inaptitude. Elle commençait à préparer sa sortie.

Sur une grande feuille, elle dressait la liste des choses qui lui restaient à faire avant de mourir. Jolyane aimait faire des listes.

Elle avait déjà fait une liste comme celle-là, il y a quelques années, pendant qu'elle était enceinte de Nico. Elle l'avait retrouvée par hasard dans ses dossiers, l'avait rangée précieusement. Elle et Martin voulaient passer leur vie à voyager.

1. Bora Bora
2. Los Angeles
3. San Francisco
4. Barcelone
5. Amsterdam

La nouvelle liste était différente.

1. Testament
2. Ménage dans mes assurances
3. Funérailles
4. Journal pour mes enfants – acheter cahier
5. Acheter l'urne

Elle n'allait pas trouver l'urne chez HomeSense. Il lui faudrait aller dans un salon funéraire ou sur Internet. Son urne allait être blanche, assez grande pour contenir les cendres de Martin aussi. Il viendrait la rejoindre.

Le 19 juillet 2013, Jolyane a écrit à ses amis sur Facebook :

> *Comment dire… le mot rémission ne sera plus, ni guérison, il n'y aura jamais de retour au travail… le cancer a pris le dessus sur moi, on m'a clairement annoncé qu'il ne me reste que quelques années ou mois, tout dépendant de l'évolution des métastases. Je désire ne plus répondre à des questions techniques concernant le type de traitements ou le stade de la maladie… j'aime mieux tenter de vivre tout simplement et profiter. Ne vous inquiétez pas pour moi, je reste optimiste même si parfois j'ai un mal immense qui me transperce. Je vais privilégier le temps avec l'amour de ma vie, Martin Létourneau, et mes deux petits loups que j'ai tant de peine à devoir quitter… Je vous aime, au plaisir de vous revoir dans les mois à suivre, Jolyane*

Elle ne voulait pas que les autres s'inquiètent, ni ses parents, ni son amour, surtout pas ses enfants. Elle gardait le sourire, toujours, même quand elle n'avait pas le cœur à ça. Elle aimait se voir forte et belle dans les yeux de ceux qui la regardaient. Elle était forte et belle.

Elle était paralysée à l'idée d'abandonner ceux qui l'aimaient, ceux qu'elle aimait tant. En pleurant, elle demandait pardon à sa mère, à Martin, à Mathias et à Nicolas de devoir les quitter, de les laisser seuls, de la peine que sa mort leur causerait.

Elle ne serait pas là pour nouer leur cravate avant leur bal de finissants, elle ne les consolerait pas de leur premier chagrin d'amour. Elle n'allait jamais voir leurs enfants, ses petits-enfants, n'allait jamais les emmener jouer avec elle au parc.

Elle pensait à tout ce qu'elle ne pourrait jamais faire.

Jolyane a retrouvé son oncologue à qui elle aurait aimé ne plus avoir affaire. Elle ne pleurait pas cette fois, elle avait encaissé le coup, elle voulait avoir l'heure juste.

— Il me reste combien de temps ? Dis-moi la vérité.

— C'est difficile à dire. Tu peux vivre encore cinq ans, mais ça peut aussi aller très vite. On ne sait vraiment pas.

— Je vais prendre au moins cinq ans !

— On va tout faire pour que tu puisses vivre le plus longtemps possible. J'ai encore plein de recettes, Jolyane.

Elle l'avait déjà entendue celle-là. Elle allait tout tenter pour repousser l'échéance, la mort. Elle allait se soumettre encore à la chimiothérapie, elle était prête à tout. Elle ne pouvait pas mourir, pas maintenant, pas dans cinq ans.

Elle a eu peur de perdre ses cheveux une autre fois. Ils étaient courts, mais ils étaient là. Elle pouvait les coiffer un peu, retrouver cette féminité qui lui manquait tellement. L'oncologue l'a rassurée : elle ne devrait pas perdre ses cheveux cette fois.

C'était une petite victoire.

Les filles du Seven cherchaient ensemble une idée pour mettre un baume sur cette terrible nouvelle. Elles commençaient à être à court de mots d'encouragement, ne savaient plus trop comment l'aider dans cette épreuve qu'elle ne traverserait pas.

Le 21 juillet, Jessie n'arrivait pas à trouver le sommeil. Quatre jours s'étaient écoulés depuis ce rendez-vous chez l'oncologue, où elle avait reçu avec Jolyane cette tonne de briques.

Elle et Marie-Hélène avaient jasé longuement au téléphone pour trouver une idée. Jessie a raconté le rendez-vous chez le médecin, comment elle avait ressenti le choc. Elle pleurait. Marie-Hélène aussi. Entre deux sanglots, elles se sont mises à imaginer l'improbable.

— Ce qu'il faudrait, Jessie, c'est quelque chose comme une émission de télé…

— Oui, une émission qui pourrait aider Jolyane…

— As-tu une idée ?

— Non… On va regarder ça !

Il était passé minuit, Jessie zappait machinalement, elle s'est arrêtée sur Canal Vie, sans aucune raison. Son cerveau avait soif de choses légères, à la limite futiles, pour faire contrepoids à cette mort annoncée. L'émission qu'elle écoutait n'avait aucune importance, elle faisait diversion, c'est tout.

Jessie est sortie de sa torpeur pendant une pause publicitaire. On annonçait l'émission de Chantal Lacroix, *On efface et on recommence*. L'idée était de donner un coup de pouce à des propriétaires qui ne voyaient pas comment ils viendraient à bout de rénover leur maison.

Jolyane et Martin étaient des candidats parfaits.

Jessie entendait encore son amie, dans le bureau de l'oncologue, dire qu'elle ne verrait jamais sa nouvelle maison, celle qu'elle avait dessinée, dont elle avait fait les plans et tant rêvé. Elle allait devoir se faire à l'idée de mourir dans cet affreux bungalow orange et jaune.

Peut-être pas.

À 2 h, Jessie a fini de remplir le formulaire sur le site Web de l'émission, l'a envoyé sans réfléchir, sans d'abord en parler à Jolyane ni à Martin. Ils diraient oui, non ?

À 9 h, le téléphone sonnait.

— Mme Jessie Bourgault ?

— Moi-même.

— C'est Annick, je travaille avec Chantal Lacroix. On a lu votre proposition ce matin, pour l'émission. Vous pouvez venir passer une audition à Montréal cette semaine ?

— C'est que…

— Quoi ?

— Je ne leur en ai pas encore parlé.

— Vous allez me rappeler ?

— Sans faute.

Jessie a raccroché, a composé aussitôt.

— Martin, c'est Jessie.

— Allô.

— Tu vas trouver ça spécial, je sais que j'aurais dû vous en parler avant, mais je vous ai inscrits hier pour une émission de télé, ils font des rénovations pour du monde qui sont pris avec une maison en chantier, c'est avec Chantal Lacroix…

— Chantal Lacroix ?

— Oui. Ils aimeraient ça vous rencontrer cette semaine à Montréal pour passer des auditions.

— *Come on,* Jessie. Pas sûr que ça me tente de monter à Montréal, avec tout ce qui se passe…

— Tu vas y penser ?

— Oui, c'est ça, je vais y penser.

Martin a raccroché.

— C'était qui ?

— C'était Jessie. Elle nous a inscrits à une émission de télé…

— Quoi ?

— Je ne sais pas trop, ils font des rénos pour ceux qui sont *pognés* avec une maison en chantier… C'est avec Chantal Lacroix.

— C'est tellement une bonne idée!!!

— Non mais, Jolyane, penses-y deux secondes… Il faudrait monter à Montréal cette semaine pour passer des auditions…

— Si cette maudite maladie peut vous permettre d'avoir une belle maison quand je vais être partie, et que tu n'aies pas à te taper tous les travaux, allez, *go* à Montréal!

Jolyane était tellement contente. Jessie était soulagée, elle s'était mise à douter, à se dire qu'elle n'aurait peut-être pas le goût d'embarquer, de mettre son énergie dans une émission de télé. Martin aussi était soulagé, il n'allait pas se taper seul les rénos.

Ils sont donc montés à Montréal avec Jessie, ça leur ferait une petite virée dans la métropole. Sur la route, Jolyane a expliqué avec force détails comment elle imaginait sa maison. Elle en avait tant rêvé, avait pensé aux couleurs, aux types de revêtement.

Puis, un silence.

— Jessie… Martin et moi, on est en train de faire notre testament…

— Ça doit être spécial.

— C'est juste que si jamais il arrivait quelque chose à Martin après moi, et que Mathias et Nicolas se retrouvaient tout seuls…

— Ben là…

— On se demande où ils iraient…

— Je les prendrais, sans aucune hésitation!

— C'est sûr que si c'était toi et ton chum qui vous en occupiez, on serait vraiment contents…

— Il va falloir que je lui en parle.

— OK, on s'en reparle.

La conversation s'est terminée dans un autre silence, plus lourd que le premier. Plus long, aussi.

À Montréal, Chantal Lacroix et son équipe les attendaient. Ils ont raconté leur histoire, Jolyane leur a expliqué comment elle voyait sa maison. Elle avait préparé un dossier, le document était paginé, les rénovations de la cuisine et de l'extérieur étaient expliquées avec moult détails. Elle avait pensé à tout, aux matériaux, aux couleurs. Avec des photos et des dessins à l'appui.

C'était un projet clés en main.

Chantal Lacroix l'écoutait sans parler, elle mesurait l'urgence de la situation, la charge d'émotions.

Jolyane, Martin et Jessie sont repartis confiants. Sur le chemin du retour, ils faisaient des plans pour emménager chez Ginette le temps des travaux. Jolyane avait encore plus d'idées qu'à l'aller, surtout pour la cuisine.

La leur était affreuse, avec ses vieilles armoires en mélamine blanche et son comptoir fatigué. Il y avait la hotte, qu'on aurait dit atteinte d'emphysème tellement elle n'aspirait plus rien. Tout était morne, blanc cassé.

De retour à Saint-Nicolas, Jolyane s'est mise à dévorer, plus que jamais, des magazines de rénovation et de décoration. Elle prenait des notes, faisait des croquis. C'était un formidable exutoire.

Mathias a eu quatre ans le 26 juillet. Jolyane adorait organiser les fêtes de ses enfants, elle imaginait un thème, passait des heures à tout planifier, à voir à la logistique.

Cette fois, ce serait une fiesta mexicaine. Jolyane avait prévu une piñata, un buffet, des décorations pour égayer la cour. Elle avait dessiné à tous les enfants une moustache de mariachi. Mathias était heureux.

Comme à l'habitude, Jolyane ne laissait pas voir ce qui se tramait dans son corps, elle voyait à ce qu'il ne manque pas de jus pour les enfants ni de sangria pour leurs parents.

Jolyane s'assoyait parfois pour se reposer, elle avait de petits vertiges en pensant que ce bonheur n'allait pas durer. Jessie s'est assise à côté d'elle, l'a prise par l'épaule.

— C'est fou, Jessie, de se dire que c'est peut-être la dernière fête que je lui organise.

Ses amies du Seven se sont approchées, lui ont tendu discrètement une boîte. À l'intérieur, une caméra vidéo. Elles ne savaient jamais quel cadeau faire à Jolyane. Avec une caméra, elle pourrait immortaliser certains moments de sa vie avant qu'elle prenne fin.

— Merci, les filles, vous êtes fines.

— On s'est dit que ça pourrait te servir…

Jolyane était contente, elle qui n'avait qu'un vieux téléphone cellulaire, qui prenait à peine des photos. Elle avait très peu de vidéos de ses enfants, encore moins d'elle et de Martin. Elle allait pouvoir laisser des traces.

Elle n'a pas filmé tout de suite, elle voulait lire les instructions avant. Elle n'allait pas filmer n'importe quoi, n'importe comment. Elle voulait donner un sens aux vidéos, en faire un testament en images pour ses enfants pour qu'ils voient qui elle était, combien elle était belle.

Et puis, rien ne pressait, il lui restait cinq ans.

Martin a eu 35 ans deux semaines plus tard. Ils ont fêté ça au Calao sur le boulevard Laurier, ils étaient une vingtaine. Jolyane avait invité de vieux amis de Martin, il ne s'y attendait pas. Ce n'est pas parce qu'elle était condamnée qu'elle allait fêter son homme à moitié. Jolyane ne faisait rien à moitié.

Le Seven était réuni. Les filles s'amusaient à se rappeler leurs frasques d'il y a 10 ans, quand elles s'étaient rencontrées au Liquor Store. La belle époque. C'était hier. Jolyane travaillait comme serveuse dans la section restaurant, elle passait ensuite à la section bar, rejoindre les filles.

Il y a eu un silence, Jolyane l'a brisé.

— Je ne veux tellement pas partir…

Elle criait, presque. Elle s'est mise à pleurer, tout le monde a craqué aussi. C'était la première fois où ils ont pleuré tous ensemble, où ils n'ont pas essayé de faire comme si tout allait bien.

Ge Cool était inconsolable. Le Seven allait retrouver sa formation originale.

Depuis 10 ans, les filles soupaient ensemble autant que possible, se voyaient à chaque fête. Ce ne serait plus pareil sans Jolyane.

Un autre silence.

— On n'est pas ici pour pleurer, mais pour fêter mon amour !

Tout le monde a trinqué à Martin. Jolyane a ri, elle s'est amusée. Ça faisait longtemps. Elle arrivait presque à oublier le lendemain, le cancer, la mort. Elle dansait, riait, prenait des photos. Pour que ses amies ne l'oublient pas.

Tout ce qu'elle faisait n'avait qu'un seul et unique but : survivre dans la mémoire de ceux qui resteraient, ses enfants, ses amis. Dans plusieurs années, elle ne serait qu'un vague souvenir, et encore. Il fallait créer des souvenirs, mettre de la peinture rose sous ses semelles. Tout faire pour laisser une trace.

Jolyane a trouvé la phrase qu'elle voulait écrire au dos du CD qui allait être remis aux gens présents à ses funérailles : « Nul ne meurt jamais lorsqu'on laisse derrière soi tant de beaux souvenirs. » La phrase parlait d'elle à la troisième personne.

Le 12 août, Jolyane est allée dans une boutique, elle a choisi un calepin de notes, rose évidemment, avec 150 pages. Elle l'a ouvert, le soir, quand tous ses hommes dormaient à poings fermés.

Ces pages sont dédiées à mes deux bébés d'amour, Mathi et Nico. Sur chaque *i*, elle a dessiné un cœur.

Elle a indiqué la date sur la deuxième page, puis elle a commencé à raconter son histoire à ses garçons, qui ne comprenaient pas ce qui se passait. Pourquoi leur mère, parfois, les repoussait en pleurant. Quand ils sauront lire, ils comprendront. Peut-être.

> *Tout ce qui compte réellement à mes yeux maintenant, c'est de passer du temps, le plus possible, à vivre avec vous !*
>
> *Je ne suis même pas partie que vous me manquez déjà.*
>
> *La douleur m'empêche de vous prendre comme je le souhaiterais. Des fois, ça me rend si irritable que je m'impatiente après vous… Après, j'en pleure, ça me fait mal de vous faire vivre ce foutu cancer. C'est dur pour une maman de ne pas se sentir à la hauteur.*
>
> *Laisser mes deux bébés est d'une douleur insoutenable, pire que ce que mon corps va endurer jusqu'à la fin. Je vous aime tellement.*

Jolyane a tenu parole, elle a passé le plus de temps possible avec ses gars, elle aimait les endormir le soir, leur raconter des histoires, elles finissaient toujours bien. Elle ne manquait jamais un spectacle de clowns.

Parfois, elle sortait la caméra pour croquer des scènes du quotidien, en prévision du moment où elle n'en ferait plus partie. Elle imaginait ses enfants, dans plusieurs années, en train de regarder ces images.

Elle pleurait, immanquablement.

HASTA LA VISTA

— Allez Ti-B, dépêche-toi, on est prêt à partir !

— J'arrive, ça ne sera pas long, je suis presque prête !

Jolyane mettait la dernière touche à son maquillage avant de se taper les trois heures de route qui les séparaient du Parc Safari, à Hemmingford. Ça faisait longtemps qu'ils se promettaient d'y aller avec les garçons, il n'y avait plus de temps à perdre. C'était maintenant ou jamais.

Tout était maintenant ou jamais.

Le sac à couches était prêt, ils avaient des en-cas pour la journée. Ils arriveraient autour de l'heure du dîner, se paieraient un lunch dans un casse-croûte. Ils allaient s'amuser.

Mathias était tellement content d'aller voir des animaux de la jungle, des vrais, pas seulement dans *Diego*.

Nicolas ne savait pas trop ce qui se passait. Il était content pareil.

Ils sont tout de suite allés voir les animaux, en roulant tranquillement à travers les singes et les girafes. Des moments comme ça, Jolyane voulait en vivre des dizaines d'autres avant de mourir. Elle se sentait comme spectatrice de sa vie, d'ici à ce que le rideau tombe.

— Maman, viens dans les manèges !

— Non, Mathi, c'est trop pour moi. Je vais vous attendre en bas.

— D'accord !

Les trois hommes de Jolyane sont partis vers la grande roue, elle leur a envoyé la main et un bec soufflé. Mathias ne regardait pas derrière, il courait vers l'entrée du manège, devant Martin, qui tenait Nicolas dans ses bras. Jolyane s'est assise sur un banc, elle a sorti son calepin rose.

> *Vous êtes tellement petits… Nico, tu viens juste de commencer à marcher, tu placotes beaucoup. MA-MAN est si agréable à mon oreille, j'espère que tu vas te rappeler de moi, de mon odeur, de ma voix.*

— Et puis, c'était comment ?

— On était dans le ciel, maman !

— J'ai vu ça !

C'est elle qui serait bientôt dans le ciel. Elle a chassé cette idée, l'a aussitôt troquée pour son sourire et sa bonne humeur. Jolyane n'allait quand même pas laisser le cancer gâcher cette journée-là. Il bousillait déjà assez de choses comme ça.

Ils sont revenus le soir, les gars dormaient derrière. Jolyane était heureuse.

— C'était une belle journée…

— Mets-en !

— On en fera plein d'autres comme ça, amour.

— C'est sûr.

Martin y croyait dur comme fer. Il n'avait à ce moment-là aucun doute dans son esprit que Jolyane allait être là pour un bon bout de temps, qu'ils arriveraient à réaliser quelques-uns de leurs rêves. Qu'ils allaient continuer à rêver.

Ils ont dormi à l'hôtel, le plus beau qu'ils ont trouvé, Mathias avait l'impression d'être en voyage. Martin et Jolyane aussi. Ils n'étaient qu'à trois heures de la maison, c'était amplement suffisant pour se sentir dépaysés. Plus encore, ils se sentaient vivants.

Le lendemain, il faisait très chaud, direction Aquaparc Safari. Jolyane s'est baignée pour la première fois avec un seul sein dans son maillot. Elle n'avait plus peur du regard des gens.

En revenant à la maison, Martin a réservé une semaine au Mexique. En amoureux. Départ le 11 septembre.

Jolyane a repris le crayon, poursuivant son dialogue à sens unique. Elle pensait au chemin qui s'arrêterait.

> *Même si je sais que ce n'est pas tout de suite, je pense à tout ce qui va me manquer, ce que je ne vivrai pas. Ne pas vous voir devenir des hommes, deux beaux grands garçons qui me prennent dans leurs bras à leur tour, qui deviennent plus grands que leur petite maman d'amour… J'aurais aimé connaître vos femmes, vos enfants… mes petits-enfants. Je pense que j'aurais été une mamie fofolle, un peu trop gâteuse, j'aurais peut-être même énervé vos femmes…*

Rebelote. Les traitements de chimiothérapie ont repris, en comprimés, ses cheveux ont tenu bon. Ajoutés à ça, quatre traitements de radiothérapie pour son œil.

Ginette l'accompagnait parfois, elle voulait être avec sa fille aussi souvent que possible, pour faire le plein de souvenirs. Elle organisait sa vie en fonction de Jolyane, était toujours là quand elle en avait besoin.

Jolyane a vite retrouvé son sens de l'humour. Elle mettait au défi le médecin qui traitait sa tumeur à l'œil droit.

— Vous avez intérêt à me l'enlever, celle-là !

— Je vais faire mon possible.

— J'ai cinq ans à vivre, moi, monsieur. Je compte bien être belle pour les vivre !

— Je vous comprends.

Le médecin a exaucé le vœu de Jolyane, la tumeur a totalement disparu. C'était déjà ça. Peu importe le temps qui lui restait, elle allait au moins être belle jusqu'à la fin. Elle allait combattre en dedans, rayonner en dehors. Avec ses deux beaux yeux noirs.

Quand les enfants étaient à la garderie, Jolyane sortait sa liste de choses à faire avant de mourir.

L'urne était achetée. Les assurances étaient en règle, le testament aussi. Restaient les funérailles. Elle voulait que ce soit beau, que les gens se rappellent les bons moments, beaucoup plus nombreux que les coups durs.

À part le cancer, la vie de Jolyane était fantastique.

Elle a mis des jours à choisir les photos qui seraient projetées à ses funérailles. Il y en avait tellement. Des photos de son enfance, plusieurs dizaines. Des photos de ses enfants, de ses amis, de Martin, il y en avait des centaines, des milliers.

Elle prenait tellement de photos de Mathias et Nicolas qu'elle se disait, à la blague, qu'il leur faudrait prendre une année sabbatique le jour où ils voudraient faire le ménage là-dedans. Il devait y avoir une photo avec tous les clowns de la ville.

Sur toutes les photos que Jolyane a choisies, elle sourit. Même celles où elle a le crâne rasé, où elle porte ce grand foulard blanc autour de sa tête. Cet égoportrait avec son amie Martine, la boule à zéro aussi. Martine et Jolyane ont combattu ensemble un cancer du sein.

Elles ont aussi couru ensemble le Défi pour la vie, alors que Jolyane venait de commencer ses traitements de chimiothérapie. C'était il y a un an à peine, ça lui paraissait si loin. Jolyane a choisi la photo d'une affiche, le long du parcours : « Bravo Jolyane, tu as gagné ton combat. »

Elle y croyait. Ou avait voulu y croire. N'empêche qu'elle était là, sur la table de la cuisine, à choisir des photos pour ses funérailles.

Elle a choisi la chanson, *Somewhere Over the Rainbow*.

ON EFFACE

Fin août, l'appel qu'ils attendaient tant est arrivé. Ils ne l'espéraient presque plus.

— Monsieur Létourneau ?

— Moi-même.

— C'est pour l'émission de Chantal Lacroix. C'est pour vous dire que vous n'avez pas été retenus. On est vraiment très désolé. C'est surtout à cause d'une question de calendrier de tournage, ça ne peut pas fonctionner. Nous allons garder votre dossier, on ne sait jamais.

— Merci.

Martin a raccroché sans plus de cérémonie. Il était estomaqué. Il n'en pouvait plus d'encaisser les mauvaises nouvelles. Des semaines s'étaient écoulées depuis la rencontre à Montréal, il s'était mis à y croire, à rêver qu'il se sauverait des rénos.

Il était assis à la table de la cuisine, ahuri. Il en avait assez de toujours retomber par terre dès qu'il se prenait à penser que ça pourrait aller mieux. À se faire taper sur la tête, dès qu'il la relevait un peu.

— C'est pas grave, amour. Au moins, on aura essayé.

Jolyane avait encore les mots pour lui remonter le moral, pour lui faire voir le beau côté des choses.

Quelques jours plus tard, Jolyane recevait un autre appel.

— Madame Fortier ?

— C'est moi.

— C'est pour l'émission de Chantal Lacroix. On descendrait à Québec ces jours-ci vous passer en audition pour un autre projet.

— Ça serait super ! J'en parle à Martin et je vous rappelle.

— OK, merci !

Martin ne voulait rien savoir.

— C'est tellement difficile, Jolyane. Si j'ai encore une mauvaise nouvelle, je vais virer fou. Je ne suis plus capable, Jolyane, je suis fatigué. J'ai peur qu'on me dise dans deux jours que ça ne marche plus.

— Je te comprends, mais moi, j'y tiens. J'y crois.

Martin a capitulé.

Début septembre, l'équipe a débarqué à la maison pour prendre des images. Martin se forçait pour sourire, il était de mauvais poil. Il n'avait pas le goût d'auditionner contre le malheur des autres, d'opposer le sien à celui d'une autre famille, et d'arriver deuxième.

Le caméraman est entré dans la maison, il a tourné quelques images.

— Pouvez-vous sortir avec toute la famille pour que je puisse calibrer les couleurs pour l'audition ?

Martin a obtempéré en maugréant.

Ils jasaient à bâtons rompus pendant que la caméra tournait. Leur conversation a été interrompue par des sirènes de camions de pompiers, ils se sont arrêtés devant leur maison. Chantal Lacroix et son équipe sont descendues des camions en courant.

— Bonjour, je suis ici pour vous annoncer que nous allons refaire la façade de votre maison ! Et, tant qu'à y être, on va refaire votre cuisine !

Jolyane jubilait. Elle avait eu raison d'y croire, elle avait toujours raison. Martin a retrouvé son sourire.

— Enfin, une bonne nouvelle…

Les premiers coups de marteau devaient retentir quelques semaines plus tard, début octobre, après le voyage au Mexique. D'ici là, il fallait déménager chez Ginette et Roger, faire de la place pour les bénévoles. Le chantier allait rouler à vitesse grand V, du matin au soir.

Jolyane trouvait encore la force d'aller magasiner. Ça lui en donnait peut-être. Elle achetait moins pour elle, faisait des provisions de vêtements pour ses enfants. Elle trouvait parfois des cadeaux pour ses amies. Quand elle s'achetait un vêtement, elle se demandait spontanément à qui il ferait. Après elle.

Jolyane allait donner les vêtements trop petits de Nicolas à une œuvre de charité. Elle l'avait fait l'année dernière, entre deux traitements de chimio, elle le ferait cette année encore même si elle se savait condamnée. Elle espérait le faire l'an prochain. Qu'importe si elle était fatiguée, elle le ferait plus lentement.

Pas question de faire comme tout le monde, de fourrer le linge à moitié plié dans un sac de plastique. À la façon Jolyane, tous les petits vêtements étaient amoureusement disposés, triés, regroupés par style. Elle faisait des emballages personnalisés, écrivait une carte. Elle leur souhaitait de Joyeuses fêtes.

Jolyane était consciente de sa chance, elle avait besoin de poser ces gestes qui lui permettaient de redonner au suivant. Elle s'imaginait à l'autre bout de la main qui donne, se disait qu'elle serait contente de recevoir un mignon paquet plutôt qu'un sac de vêtements fripés, pêle-mêle.

Elle faisait aussi toutes ses cartes de Noël à la main.

Chaque fois qu'une fille du Seven fêtait ses 30 ans, Jolyane fabriquait une grande carte, faisait un collage de photos dessus. Elle aimait passer du temps à choisir les photos, elle ne prenait pas toujours les meilleures, plutôt celles qui sortaient du lot. À l'intérieur, elle collait une photo de chacune des sept amies, avec une bulle à côté pour écrire dedans.

Quand une amie vivait une peine d'amour, elle lui écrivait une carte pour lui remonter le moral. Combien d'amies font ça ?

Quand elle organisait la fête d'une amie – et elle en organisait beaucoup –, elle envoyait des invitations officielles par courriel. Elle concevait des affiches, trouvait un concept. Elle s'occupait de la logistique, des réservations. Qui allait reprendre le flambeau ?

Elle aimait toujours autant fouiner chez HomeSense, de loin son magasin préféré. Elle y faisait toujours quelques trouvailles déco. Quand elle a vu cette énorme paire de ciseaux en bois, elle l'a tout de suite imaginée accrochée au mur du salon de coiffure de Marie-Hélène, une des filles du Seven. Ils étaient parfaits.

Jolyane est arrivée avec son gros sac, tout essoufflée, le salon était au deuxième étage. Ses poumons n'ont pas apprécié son enthousiasme. C'était la première fois que Marie-Hélène la voyait aussi mal en point.

Elle a repris son souffle.

— *Tadam!*

— Qu'est-ce que c'est?

— C'est pour ton nouveau salon, ça va être tellement beau sur le mur de l'entrée!

Marie-Hélène allait bientôt devenir propriétaire de son salon de coiffure à elle, Jolyane voulait y apporter sa touche. Le salon devait ouvrir au plus tard en janvier, si tout allait bien. Jolyane se faisait une joie d'accrocher elle-même les ciseaux au mur.

Il fallait se rendre jusque-là.

Toutes les filles du Seven se faisaient coiffer par Marie-Hélène, à l'exception de Jolyane, qui se coupait elle-même les cheveux. Jamais elle n'avait confié sa tignasse à quelqu'un d'autre. Une seule fois, en fait, lorsque Martin lui avait rasé la boule à zéro.

Début septembre, Martin et Jolyane ont invité Jessie et Samuel à souper, ça faisait des lunes.

Martin a cuisiné des filets mignons, Jolyane s'est occupée du vin. Elle a acheté deux bouteilles de son blanc préféré, peut-être plus à cause du nom – Le Bonheur – que du goût. Elle allait tellement s'ennuyer de ces soupers entre amis.

Mathias et Nicolas avaient déjà mangé, ils s'amusaient tranquillement au salon. Samuel a passé du temps à jouer avec eux, à les faire rire. C'était une des premières fois que les gamins avaient cette complicité avec Samuel. Jolyane l'a remarqué.

Ils ont parlé des projets de rénovation. Jolyane leur a décrit, encore, ce dont elle rêvait pour sa nouvelle cuisine, de quelles couleurs serait l'extérieur de la maison. Exit le jaune et l'orange, elle penchait pour des tons de gris anthracite, noir et brun.

— Comment tu trouves ça?

— C'est vraiment beau, Joly.

Jolyane avait sorti ses croquis, elle voulait avoir l'opinion de Jessie. On aurait dit des esquisses tirées de magazines de déco, elle en lisait tellement. Elle avait prévu tous les matériaux, les divisions et les couleurs. Elle avait même imaginé de nouveaux meubles.

— Je ne peux pas croire que tout ça va s'arrêter !

Ça, c'était la vie, sa vie, qu'elle aimait tant. Une vie toute simple au fond, avec ses amis, sa famille.

Silence.

Il y avait un éléphant dans la pièce, ce sujet qu'ils n'avaient pas abordé depuis le voyage à Montréal pour rencontrer l'équipe de Chantal Lacroix.

— Tu sais, ce que vous nous avez demandé l'autre jour…

— Oui…

— Ben, moi et Sam on s'en est parlé, pis c'est correct pour nous autres. Si jamais vous partez les deux, on va s'occuper de Mathi et Coco.

— Merci…

Jolyane s'est levée pour prendre Jessie dans ses bras. Ça lui enlevait un poids énorme de savoir que ses enfants seraient entre bonnes mains si jamais il devait arriver quelque chose à Martin après elle. Martin aussi était soulagé, ses gars seraient bien avec Jessie et Samuel.

Ces deux-là n'avaient pas encore d'enfants, ça faisait partie de leurs plans, peut-être dans quelques années. Ils n'allaient pas s'empêcher d'en avoir au cas où ils adopteraient Mathias et Nicolas. Et ils allaient tenir parole, même s'ils devaient en avoir avant. Quoi qu'il arrive, Mathias et Nico auraient leur place.

Ils ont trinqué à l'amitié.

À 22 h, Jolyane s'est levée de table pour aller se coucher. Elle n'avait plus l'énergie d'antan. Elle a dit merci à Jessie et Samuel d'être passés et, surtout, «... merci pour Coco et Mathi». Martin, Jessie et Samuel ont fini la deuxième bouteille de «Bonheur».

Le départ pour le Mexique approchait à grands pas. Jolyane avait hâte d'avoir les pieds dans le sable, toute seule avec Martin. Elle tenait plus que tout à faire ce voyage.

Le prochain allait être un aller simple.

La liste des préparatifs a éclipsé celle des dernières choses à faire avant de mourir. Les passeports? En règle. La brosse à dents? Dans la trousse. Les sandales? Déjà dans le sac. Les provisions de médicaments? Dans la grande poche.

Jolyane était contente de faire un voyage avec l'idée qu'elle allait en revenir.

Le 8 septembre, sur Facebook:

> *Sous peu... PARTIE au MEXIQUE... Vivre sa vie!!! LOVE good time! À tous ceux qui écrivent «partie courir» ou «partie au gym»... je vous torche!*

Dans son calepin rose, elle a écrit à ses enfants:

> *Moi et votre papa on part dans huit jours!!! Un voyage juste tous les deux... Après tous nos projets de rénovation, on ne pensait pas voyager pendant dix ans. Mais la vie nous a fait comprendre d'en profiter maintenant.*
>
> *C'est certain que de vous laisser une semaine m'angoisse un peu, mais moi et votre papa avons grandement besoin de se retrouver et d'oublier en quelque sorte, oublier le mal et vivre bien, respirer du bon air et rêver à un meilleur lendemain.*

J'aime tellement Martin, ce n'est pas seulement l'homme dans ma vie, mais l'homme de ma vie. Je l'aime d'un amour sincère et si fort. Je n'aurais pu imaginer mes dernières années, avoir des enfants, sans lui à mes côtés. Cet amour me fait mal parfois, en fait, ce n'est pas évident d'imaginer que l'homme dont je suis si amoureuse et avec qui j'ai tant bâti… se retrouvera un jour une autre femme à aimer.

J'ai mal d'imaginer que tous les projets que nous chérissons, la retraite, les rénos, les voyages, les Noëls avec les petits-enfants… seront vécus et partagés avec une autre que moi.

Pour ces raisons, je déteste mon destin, je déteste de devoir tout quitter ce qui m'est cher, de façon si prématurée.

Sachez que j'aime votre papa Martin, que pour lui et pour son bien-être et parce qu'un homme si merveilleux ne devrait pas rester seul, je lui souhaite sincèrement de rencontrer une personne bien afin qu'il soit accompagné dans les beaux moments de la vie.

S'il retrouve le grand amour, c'est que son cœur est prêt à aimer de nouveau et c'est certainement la plus belle chose qui pouvait lui arriver.

N'oubliez jamais que votre papa a perdu la maman de ses deux jeunes enfants, sa petite femme, son Ti-B, sa meilleure amie, celle avec qui il avait investi tous ses rêves… Alors, si le temps lui donne la chance de refaire confiance à la vie, soyez compréhensifs…

C'était la chose la plus difficile pour Jolyane, imaginer une autre femme dans les bras de Martin. Dans sa maison, dans son lit. Elle ne lui en avait pas parlé tout de suite, elle attendrait le bon moment. Elle voulait lui dire qu'il fallait qu'il se trouve une autre blonde après elle. Elle savait qu'il ne l'oublierait jamais.

C'était le plus important.

La peur que ses enfants l'oublient était plus grande encore, elle faisait tout pour s'imprimer dans leurs souvenirs. Surtout Nicolas, il était si petit. Allait-il conserver ne serait-ce qu'un seul souvenir de sa mère ? Et Mathias, son précieux Mathias, avec son cœur si fragile. Combien de temps allait-elle être là pour lui tenir la main ?

L'avion ne s'était pas encore posé sur le tarmac de Québec que Jolyane noircissait déjà des pages de son calepin. Elle ne pouvait s'empêcher de penser à ses gars :

> *J'attends à l'aéroport juste en avant de la porte 32, là où va nous attendre notre avion. Direction Mexique afin de profiter de la vie... Je pense si fort à vous deux, quand vous serez parents vous comprendrez à quel point voyager sans enfant arrache le cœur, mais nous amène à relaxer un peu...*
>
> *Avant-hier avec Mathias, on a fait un petit album de photos. Il en a choisi de lui bébé avec moi et papa, certaines de Nico car il doit aimer son frère... Bon... Je pense TROP à vous deux, vous allez me manquer pendant une semaine. Vos petits bras autour de mon cou... vos petites mains... je vous aime tellement !*

Elle a eu une pensée pour ses beaux-parents, Diane et Germain, qui gardaient les enfants :

> *En ce moment, vous êtes chez grand-maman Diane au Lac-Etchemin. J'ai hâte de savoir comment ça se passe... vous êtes si adorables, mais si malcommodes !*

Partir pour le Mexique lui rappelait cet autre voyage qu'elle avait fait avec Martin à Cuba, quand ils étaient au début de leur histoire d'amour. Et que leur histoire avait failli s'arrêter là. Jolyane voulait que ses enfants connaissent son histoire, sans faux-fuyants :

C'est un voyage où on avait eu une grosse discussion sur notre couple, on s'est compris dans ce qui nous dérangeait chacun de notre côté. Martin me trouvait trop superficielle et voyait en moi une fille qui tenait à plaire aux autres. Il n'avait pas tort. J'ai, dans le temps, tellement eu une minime confiance en moi que je me faisais charmeuse...

J'ai compris que Martin était la personne à qui je voulais plaire et que les autres, ça n'avait plus d'importance.

LE CALME

Martin avait bien averti son ami agent de voyages : il voulait le meilleur hôtel de la Riviera Maya. Martin a écrit au propriétaire pour lui raconter son histoire, il a demandé une chambre la plus proche possible de la mer. Jolyane s'essoufflait rapidement.

Ils ont eu droit à la plus belle suite, les pieds dans le sable.

Le Valentin Imperial Maya était planté sur le bord de la mer des Caraïbes, pas très loin de Playa del Carmen. La plage tout autour, l'infini devant eux. Martin et Jolyane passaient des heures à regarder l'horizon qui ne finissait pas. Ça leur faisait un bien fou de regarder en avant.

Ils n'ont jamais parlé du cancer. Ils l'avaient laissé à l'aéroport, le retrouveraient bien assez vite au retour.

Le premier matin, ils ont flâné dans leur grand lit tant qu'ils ont pu. Ils se sont préparés, lentement. Jolyane marquait le rythme. Ils sont allés sur le bord de la plage, ont commandé un piña colada. De leur dernier voyage dans le sud, Jolyane a retenu que le vin est généralement imbuvable.

Contrairement à leur voyage à Cuba, Jolyane ne cherchait pas à plaire aux hommes qui avaient l'air gentils, ni à attirer les regards. Elle les attirait quand même.

Ils se sont liés d'amitié avec un couple de Français. Ils ont passé du bon temps avec eux, ont parlé d'un tas de trucs, jamais de la maladie. Comme si elle n'existait pas.

Jamais Jolyane et Martin n'ont été aussi heureux que pendant ce voyage-là. Ils se disaient qu'ils en feraient d'autres, ils avaient cinq ans devant eux. Ils s'accrochaient à ça. Et même si c'était le dernier, ce n'était pas une raison pour avoir une tête d'enterrement.

Le 10 septembre, Jolyane reprend le calepin et le crayon :

Moi et votre papa avons une complicité remarquable… on aime beaucoup rire ensemble, notre humour est le même, on a beaucoup de plaisir à tourner les situations de la vie en ridicule. Je crois que c'est ce que j'aime le plus chez votre papa, son sens de l'humour !

Notre voyage se passe bien, on a eu du soleil en après-midi. Je ne cesse de penser à vous deux, vous êtes si incroyables ! Sérieux, je n'aurais jamais pensé que moi, Jolyane, puisse avoir d'aussi beaux et formidables garçons !!!

Mathias, t'es tellement drôle, on peut te faire croire n'importe quoi. Ces temps-ci, on te dit que Capitaine Coton, personnage inventé par ton père, vient parfois à la maison pour cacher des trésors… tu y crois tellement que la nuit tu as peur qu'il vienne te voir et chaque fois que tu perds un soulier ou un jouet, tu dis que c'est Capitaine Coton qui l'a pris !

En ce qui te concerne, Nicolas, j'espère TELLEMENT avoir la chance, l'incroyable et inestimable chance de te connaître davantage et que, pour toi, ta maman soit un doux souvenir.

Tu ne parles pas encore beaucoup, mais tu es Monsieur Bonheur en personne, ton sourire est si contagieux, tu nous fais tellement rire avec tes joues, ta bedaine chatouilleuse, tes petites dents… Tu dis «MAN-MAN» en marchant comme un lutteur sumo, t'es vraiment un petit clown !

Jolyane aimait l'imiter marcher.

Beau temps, mauvais temps, Martin et Jolyane allaient à la plage chaque avant-midi. La cinquième journée, alors qu'il faisait moins gris que la veille, deux couples se faisaient une petite partie de volleyball de plage. Martin s'est joint à une équipe, il s'est amusé à taper le ballon.

Jolyane s'est avancée devant le filet, elle s'est étiré les bras, a enlacé ses doigts, plié ses genoux. Le ballon a volé dans les airs, elle a couru pour le rattraper, juste à temps. Elle l'a fait rebondir sur ses pouces, a voulu intercepter un autre tir, son corps l'a lâchement laissé tomber.

Elle est retournée s'asseoir, Martin l'a suivie. Ses poumons brûlaient.

— Maudit que j'aimerais ça pouvoir être comme tout le monde.

— Je sais, amour…

Septembre au Mexique, c'est la saison des pluies. Un peu comme au Québec, mais avec plus de 30 °C au thermomètre. Avec la mer et la plage en prime. Ils y allaient chaque jour, pour profiter du temps, pour avoir l'impression qu'il pouvait s'arrêter. Jolyane y faisait son yoga, s'imaginant souffler le cancer hors de son corps.

Elle y croyait fort. Elle imaginait l'air pur du large, gorgé de sel, entrer dans ses poumons et y désagréger les métastases. Elle visualisait les cellules meurtrières, les voyait disparaître, exploser. Elle se disait qu'à force d'y croire, le cancer reculerait.

Elle était si forte. La vie, plutôt la mort, allait l'épargner, la laisser encore longtemps avec ses deux gamins. Elle a cru qu'elle ferait mentir les pronostics, qu'elle ne mourrait pas.

Elle ne pouvait pas mourir.

Comme tous les touristes, ils ont fait une petite escapade à Playa del Carmen pour acheter des souvenirs. Jolyane marchait lentement, s'arrêtait pour prendre des pauses. Martin l'attendait, il ne la quittait jamais des yeux. Ni d'une semelle.

Revenue à l'hôtel, Jolyane a raconté sa journée à ses gars dans son calepin, comme s'ils étaient assis à côté d'elle. Plusieurs années allaient s'écouler avant qu'ils ne puissent lire le récit du dernier voyage de leur mère. Elle le savait trop bien :

> *Hier, on est allé chercher les souvenirs pour vous deux… des maracas tel que convenu avant le départ ! Votre père est trop drôle, il s'est trouvé un masque de lutteur mexicain, vraiment louche comme achat… mais ça, c'est lui, spécial personnage. Je pense très fort à vous, j'espère que vous êtes gentils avec votre grand-papa et votre grand-maman. Vous devez les tenir occupés…*

Jolyane s'est acheté une jolie paire de boucles d'oreilles en argent, avec des motifs incas.

Un après-midi, comme presque tous les autres, le ciel s'était assombri. L'orage menaçait. Jolyane s'est éloignée un peu de Martin, elle s'est assise en position du lotus devant la mer, a fermé les yeux. Elle pensait à Nicolas et à Mathias.

Martin la fixait du regard. Il tentait d'imprimer dans son cerveau des images pour après, quand elle ne serait plus là. Il pensait à tout ce qu'il avait rêvé de vivre avec elle. Elle était magnifique.

Tout à coup, le ciel s'est ouvert, les nuages se sont poussés pour laisser passer les rayons du soleil, dessinant dans l'horizon un ballet de pieds de vent. Martin a saisi l'appareil photo pour immortaliser le moment. Il voulait être sûr qu'il ne rêvait pas.

Les nuages se sont refermés cinq minutes plus tard comme une plante carnivore, ils n'ont fait qu'une bouchée du soleil. L'horizon s'est assombri. Le ciel s'est fendu en deux, un violent orage s'est abattu sur la plage. Les rares touristes qui s'y trouvaient ont pris leurs jambes à leur cou. Jolyane et Martin marchaient d'un pas lent, ils étaient heureux.

Le ciel attendrait encore un peu.

Ils ont regagné leur suite nuptiale, une bouteille de Veuve Clicquot les y attendait. Ils ne se sont pas posé de questions, se sont dit que ça faisait partie des pratiques de la maison. Ils ont enfilé des vêtements secs, puis se sont versé des bulles.

— À nous deux !

— À nous deux !

Ils ont trinqué, se sont embrassés, se sont caressés comme si c'était la première fois. Ou la dernière. Jolyane s'est assise dans le lit avec son calepin, elle avait pris cette habitude de raconter sa journée à Mathias et à Nicolas avant d'aller souper :

Les vagues sont belles, votre papa y va à toutes les demi-heures se lancer à l'intérieur comme un gamin de 10 ans. Moi, j'y vais parfois, mais ça me demande beaucoup d'efforts... et ça m'essouffle un peu. Alors, je relaxe et je respire l'air pur de la plage. Des fois, je fais de la visualisation comme si chaque particule d'air que je respire pouvait à elle seule combattre ce mal qu'il y a en moi. J'ai hâte de vous serrer dans mes bras, vous êtes si adorables.

Le texte finit par un cœur.

Sur la page suivante, elle a dessiné, au stylo, trois nuages menaçants dans le ciel, le soleil devant, le mot *Love*, tout en haut. Dans la mer, à travers les vagues, un cœur. Sur le sable, elle a tracé deux empreintes de pas, une grande et une petite. Elle a écrit « Mathias » sous la grande, « Nicolas » à côté de la petite.

Et cette phrase : *Vous serez toujours avec moi dans mon cœur.*

Le téléphone l'a tirée de sa mélancolie. Au bout du fil, le réceptionniste de l'hôtel l'informait qu'on passerait les chercher dans quelques minutes pour les conduire au souper. Ils ont compris que la bouteille de champagne faisait partie du plan. Tout ça était très excitant.

Ils sont arrivés sur la plage, un chapiteau avait été monté pour eux. À l'intérieur, une table, deux chaises. Sur la table, deux chandelles. Et une rose blanche, la fleur préférée de Jolyane. Cela ne pouvait pas être un hasard, la fleur était une signature.

Qui était derrière ça ?

Le serveur lui a remis une feuille : « Profitez bien de ce souper en amoureux ! » Signé Pierre-Luc, Karine, Marie-Joëlle, Geneviève, Patrick et Martin Bond. Ils avaient tout organisé de Québec.

Ils n'avaient lésiné sur rien, avaient commandé sept services, les plats préférés de Jolyane et Martin. Des sushis, évidemment. Puis des tartares, du thon, des langoustes géantes. Ils n'avaient jamais vu d'aussi grosses langoustes. Du vin, le meilleur, du champagne jusqu'à plus soif.

Ils ont fait l'amour en rentrant.

Le lendemain, Jolyane s'est empressée de raconter sa soirée à Nicolas et Mathias :

> *On a eu un souper sept services, directement payé par nos amis de Québec. On réalise tellement la chance qu'on a d'être si bien entouré, que des belles et bonnes personnes autour de nous !!*

Ce n'était pas de la chance.

Jolyane pensait toujours aux autres. Elle ne ratait pas une fête, ne manquait pas une occasion de faire plaisir à ses amis. C'était elle, d'habitude, qui était l'organisatrice en chef des soirées, des projets, c'était elle qui rassemblait les autres autour de ses idées. C'était à son tour de recevoir.

La veille du départ, en revenant de souper avec le couple d'amis français, des musiciens jouaient dans le lobby de l'hôtel, *Stand by Me*. Jolyane a tendu la main à Martin, elle l'a invité à danser. Martin n'aimait pas danser. Il dansait mal.

Cette fois, il ne s'est pas fait prier. Ils ont dansé collés, on aurait dit deux ados dans un party de polyvalente. Ils ont pleuré, un peu.

Ils avaient entendu cette chanson des centaines de fois, Martin en avait même fait une version punk à la guitare, mais jamais ils n'avaient autant porté attention aux paroles. Martin a eu cette vision, claire et dérangeante, qu'il serait séparé physiquement de la femme de sa vie.

Jolyane a consigné ce souvenir dans son calepin pour que Mathias et Nicolas comprennent combien elle et Martin s'aimaient, jusqu'à la fin, malgré la maladie. Elle voulait leur laisser de beaux souvenirs, elle travaillait si fort pour ça :

> *Nous avons dansé collés, en s'embrassant par moments, se flattant le dos, les cheveux. C'est avec beaucoup d'amour que j'ai ressenti la nature et la profondeur de cette chanson. C'est comme si plus rien n'existait autour. Je me suis mise à serrer très fort mon Martin, les yeux dans l'eau, je n'avais qu'une seule pensée : reste avec moi, s'il te plaît reste avec moi pour la vie.*

Il lui restait deux mois à vivre, jour pour jour.

Il restait une journée au voyage, le soleil s'était planté dans le ciel pour l'occasion. Ils sont restés sur la plage, se sont baignés tant qu'ils ont pu. C'était leur dernière journée, peut-être leur dernier voyage. C'était à la fois précieux et inconcevable.

Jolyane s'est assise en position du lotus. Martin en a profité pour s'éclipser, il a filé au bar, où il a argumenté avec le barman. Il est revenu avec un grand sourire, deux verres et deux bouteilles de vin, un blanc et un rouge. Ils ont picolé tout l'après-midi. Ils étaient ivres et tellement heureux.

Vraiment heureux.

Pour notre dernière journée, nous en avons profité, tout simplement. Les vagues étaient belles, le ciel et le vent étaient doux. Un chaud et réconfortant soleil plombait sur le sable si fin. Sans trop savoir pourquoi, la plage était complètement vide à ce moment. Nous avions chacun un verre de vin à la main. Tous les deux assis dans le sable, ressentant les restes de vagues déferler sur nos pieds. Nous avons parlé de nous, de vous deux, nos deux trésors, de la situation. Nous avons profité du moment pour réaliser toute cette chance que nous avons car notre amour est si vrai et si fort!

Le vol de retour a été pénible. Sur les conseils de son médecin, Jolyane devait se promener toutes les 15 minutes pour éviter les phlébites. Quand elle s'assoyait, elle reprenait son souffle. Elle posait doucement sa tête sur l'épaule de Martin. Elle était si fatiguée. Elle se disait qu'elle aurait le temps de se reposer à la maison.

Son père est venu les cueillir à l'aéroport, leur vol arrivait en début de soirée. Roger était seul, les enfants étaient déjà couchés. Jolyane était contente de retrouver sa maison, sa famille, ses parents. Elle avait tellement de choses à leur raconter.

Mais avant, il lui fallait retrouver ses enfants. En arrivant dans leur bungalow, elle n'a fait ni une ni deux, elle a réveillé Mathias et Nicolas.

— Maman! Papa!

— Mes amours, maman s'est tellement ennuyée…

Elle les a serrés fort dans ses bras, autant que son corps le lui permettait, en les couvrant de bisous. Elle s'est assise à côté d'eux, chacun leur tour, pour leur caresser les cheveux. Ils se sont rendormis.

— J'ai faim !

— Moi aussi, Joly, je suis affamé !

— Du Ashton ?

— Oh *yes !*

— Tu nous attends, papa ?

Ils ont sauté dans la voiture, sont allés au Ashton le plus proche. Ils sont revenus avec deux grosses poutines qu'ils ont dévorées en quatrième vitesse. Repus, ils sont allés se coucher.

Jolyane a dormi jusqu'au lendemain midi. Ginette est venue faire un tour à la maison, elle a bien vu que sa fille n'allait pas bien. Elle ne l'avait jamais vue aussi essoufflée, jamais sentie si fragile. Elle ne souriait pas comme d'habitude, c'était subtil, le genre de chose que remarque une maman.

— Veux-tu aller à l'hôpital ?

— Oui...

Jolyane ne voulait jamais aller à l'hôpital. Elle était prête à endurer bien des souffrances avant d'y aller, elle y recevait chaque fois de mauvaises nouvelles. Cette fois, elle avait trop mal. À peine 48 heures après être descendue de l'avion, elle était admise à l'urgence.

Martin a annoncé la mauvaise nouvelle aux amis à 16 h, en revenant de travailler :

Joly est présentement hospitalisée à Saint-Sacrement, elle se sentait mal cette semaine avec raison : embolie pulmonaire... Ce matin, elle se sent un peu mieux, mais on attend toujours les résultats du dernier taco. Elle vous redonne des nouvelles si elle sort ce soir, sinon je vous tiens au courant. Merci !

Ce n'était pas une embolie, c'était pire. Les métastases se multipliaient à vue d'œil, les poumons prenaient l'eau. L'air faisait place à du liquide. Quand les médecins les ont vidés, ils en ont retiré un litre et demi. Sur la radiographie, le poumon droit était invisible tellement il était criblé de points blancs.

Ginette est partie chercher les enfants à la garderie, Martin allait bientôt prendre le relais à l'hôpital. De sa civière, Jolyane a texté avec Jessie pour tuer le temps :

— *Tu veux que je vienne te voir ?*

— *Martin s'en vient.*

— *Dans combien de temps ?*

— *C'est beau, en attendant, je me drogue…* ☺

Martin est arrivé vers 17 h 30, il a attendu avec elle dans le va-et-vient incessant de l'urgence. À 20 h, il a fait une mise à jour aux amis :

Les nouvelles ne sont pas bonnes… Les métastases, plus grosses et beaucoup plus nombreuses aux poumons et à la colonne vertébrale, causent l'affaissement pulmonaire, Joly sera opérée demain matin pour retirer celles qui bloquent l'entrée d'air au poumon droit. Malgré l'intervention, elles reviendront… Sa première chimio aux poumons n'a donc rien donné et son oncologue ne sait pas trop pour l'instant quel sera le prochain traitement. Ça va beaucoup plus vite qu'on pensait et nous avons tellement peur. On sait depuis deux mois qu'on s'en va vers ça, mais on n'est jamais prêt, je crois. Joly garde quand même le moral, pour ses enfants surtout. Elle ne veut pas de téléphone svp, je donnerai des nouvelles ici. Elle est très fatiguée et on ne sait pas du tout ce qui nous attend… Merci pour votre soutien !

LA TEMPÊTE

Martin était à la tête du lit de Jolyane, il lui caressait les cheveux. Le pneumologue s'est approché, il s'est arrêté au pied du lit. Il pleurait.

— Il y a des nouvelles qu'on ne veut pas annoncer…

— …

— Surtout à une belle jeune femme comme toi.

Jolyane et Martin ont compris que le décompte était commencé. La mort s'approchait. Le corps de Jolyane était bouffé par le cancer, qui grignotait ses os, qui farfouillait dans sa colonne vertébrale, qui n'avait fait qu'une bouchée de son poumon droit.

Jolyane traînait toujours son calepin et son crayon :

> *La brique vient de fracasser mon cœur. J'ai encore espoir d'étirer les mois, mais je sens tranquillement que le nombre d'années s'effrite un peu.*

Elle espérait au moins tenir jusqu'à Noël.

> *Nico est si petit encore, il ne se souviendra même pas de moi…*
> *Et Mathias est si attaché à notre relation fusionnelle mère-fils…*
> *je ne peux pas lui enlever ça, c'est inhumain…*

Jolyane avait peur de ce qui s'en venait, elle se demandait où iraient les prochaines métastases, si elle souffrirait. Martin a encaissé la nouvelle sans coup férir, il est resté sonné pendant une semaine, comme si l'information n'arrivait pas à se graver sur son disque dur. Erreur 404.

En l'espace de quelques jours, ils sont passés du bord de la mer au bord du gouffre.

Le 20 septembre, Jolyane a écrit dans son calepin:

> *Je viens tout juste de passer la soirée seule avec mon beau et adorable Nico… c'est drôle, tu as une fixation sur te brosser les dents et, même si tu n'en as que six, tu t'y donnes à cœur joie! Toi, mon beau Mathias, tu es parti voir une game de hockey avec papa.*
>
> *Je me questionne ce soir… où vont aller les prochaines métastases, quelles seront les douleurs, combien de temps me reste-t-il avec mes trois amours?*
>
> *Je sais que présentement, ce moment actuel où vous lisez ces mots, vous savez déjà tout ce qui s'est passé dans mon futur, quel âge vous aviez lors de mon décès, si j'ai eu le temps de vous écrire ou si tout a été si vite. Ça ne change rien au fait que vous deux, en lisant ces lignes, votre maman est décédée il y a sûrement plusieurs années… Votre souvenir est peut-être vague ou inexistant…*
>
> *Sachez que, peu importe ce que vous êtes devenus, je vous ai donné tout l'amour que j'avais et je suis certainement très fière de vous deux, du haut de mon étoile.*

L'étoile.

L'idée lui est venue en lisant un conte à Nicolas et à Mathias. C'était l'histoire d'une maman marmotte qui mourait et qui devenait une étoile. Le livre finissait comme ça, sur l'image des bébés marmottes, le museau planté dans le firmament.

Un soir, au souper, Jolyane a parlé à Mathias et à Nicolas.

— Vous savez, mes bébés, maman a de gros bobos.

— Oui, et c'est plate.

— Et bientôt, maman sera une étoile.

— Dans le ciel ?

— Oui, Mathi, dans le ciel et dans ton cœur.

— Mais comment tu vas faire pour entrer dans l'étoile ?

— …

— Et comment je vais faire pour aller te voir dans le ciel ?

— C'est moi qui viendrai, dans ton cœur. Je veillerai toujours sur toi.

Il ne comprenait pas trop. Il est sorti de table avant d'avoir fini son assiette.

Presque tous les soirs, quand elle en avait la force, elle leur lisait cette histoire de la maman marmotte qui devenait une étoile.

— Maman, je ne veux pas que tu deviennes une étoile, je veux que tu restes avec nous.

C'était aussi pour elle, cette métaphore de l'étoile. Elle aimait mieux s'imaginer brillante dans le ciel que bouffée par les lombrics. Ça lui faisait du bien de penser qu'elle resterait au-dessus de sa famille, pour veiller sur elle, l'éclairer un peu.

Elle aussi devait apprivoiser la mort.

Sur Facebook, Jolyane a écrit un message à son homme. L'homme de sa vie, qui serait un jour, forcément, l'homme d'une autre :

Je t'aime tellement… j'ai le goût de te le crier! Et si je le chucho-
tais et que seul ton cœur pouvait l'entendre, crois-tu qu'il serait
alors possible qu'on ne s'oublie jamais?

Martin lui a juré qu'il ne l'oublierait jamais.

Le 26 septembre, Martin redonne des nouvelles sur Facebook,
elles étaient un tantinet meilleures:

Juste une petite nouvelle, Joly s'est encore fait retirer beaucoup de
liquide aux poumons ce matin et sera opérée à nouveau lundi.
Elle commence un nouveau traitement de chimiothérapie par
intraveineuse demain matin pour espérer ralentir la progression
des métastases. Elle est toujours souffrante et fatiguée, mais le
moral est un peu mieux que la semaine dernière. Je vous redonne
des nouvelles à la suite de ses prochains traitements. Merci!!!!

Il fallait sortir de l'hôpital, c'était la fête à Tante Jojo. Jolyane
n'allait pas manquer ça, elle est sortie juste à temps pour aller
au souper de fête de Marie-Joëlle.

La veille, Jolyane était à l'hôpital, elle y serait peut-être demain.
En ce moment même, elle était au Bello près du Château
Frontenac pour fêter son amie, comme elle l'a fait depuis
10 ans. C'était peut-être la dernière, peu importe.

Elle était la Jolyane qu'elle avait toujours été. Elle s'était longuement préparée, elle était particulièrement belle. Elle riait,
fêtait son amie, célébrait la vie. Martin la regardait, il était
fasciné par sa capacité à profiter de l'instant présent, à ne jamais
se laisser abattre. À l'instar du roseau, elle ployait. Mais elle ne
cassait pas.

Assis au bout de la table, Martin ne tenait pas en place. Il se
levait à tout bout de champ pour demander à Jolyane si elle
allait bien, si elle avait besoin de quelque chose. Il déposait, au

passage, un baiser dans son cou. Jolyane faisait des pieds de nez à la mort.

Karine était enceinte, Jolyane s'informait de sa grossesse, elle s'amusait à trouver des noms impossibles.

La chimiothérapie était moins efficace. Les métastases se jouaient du traitement, batifolaient dans ses poumons, conquéraient de nouveaux territoires. Elles s'étaient accrochées aux os, montaient lentement mais sûrement vers le cerveau.

Le poumon droit pompait du liquide sans arrêt, il fallait le vider tous les deux ou trois jours, pour faire de la place à l'air. Le liquide revenait, toujours plus vite, toujours plus visqueux. Il a fallu poser un drain permanent, les vidanges ne suffisaient plus.

Au bout d'un moment, le drain s'est bouché, le liquide était devenu trop épais pour être siphonné. Le poumon gauche a commencé à boire à son tour.

Elle et Martin s'accrochaient toujours à l'espoir d'un nouveau traitement, l'oncologue en avait un autre dans sa manche. Un ultime. C'était le der des ders, l'éribuline.

Comme elle faisait toujours, Jolyane est allée sur Internet pour voir ce que cette molécule avait dans le ventre. C'était la dernière trouvaille de la science, le traitement qui allait pouvoir, au moins, prolonger sa vie. Elle était engagée dans une course contre la montre.

La guérison n'était plus une option.

L'éribuline était sa planche de salut, le traitement de la dernière chance. Il venait tout juste d'être mis sur le marché, ça ne pouvait pas être un hasard, elle allait lui faire honneur. Elle allait rebondir.

L'éribuline est une molécule prescrite en dernier recours, pour un cancer du sein très avancé, la plupart du temps avec métastases. Elle entrait en jeu après un ou deux traitements de chimio. Jolyane était la candidate parfaite.

Elle avait trouvé une étude publiée par *The Lancet*, elle commençait à bien se débrouiller dans le jargon des publications médicales. Les résultats de l'éribuline étaient encourageants, tous les espoirs étaient permis. Peut-être allait-elle voir Mathias partir pour la maternelle.

Ou, au moins, fêter Noël.

SOLIDARITÉ

L e 10 octobre, Mélanie Marquis, une amie et collègue de
Jolyane à l'hôpital, lui a fait parvenir une copie du journal
interne. Une lettre de Jolyane y était publiée. Elle l'avait écrite
après son voyage au Mexique :

> *Chers ami(e)s et chers collègues de l'Institut,*
>
> *Comment vous exprimer toute ma gratitude face à votre énorme
> gentillesse et générosité que vous m'avez exprimées. J'ai cru qu'il
> était la moindre des choses de vous écrire un mot vous expliquant
> mon état de santé, ainsi que vous expliquer : comment vais-je
> dépenser toute cette somme d'argent reçue ?*
>
> *Pour commencer, je veux vous dire que j'ai lu chacune des cartes.
> Certaines m'ont fait sourire, d'autres m'ont beaucoup émue,
> surtout quand il s'agissait de collègues devenus amis, car j'ai
> beaucoup de nostalgie devant mon non-retour au travail…*
>
> *La fatigue et les essoufflements font partie de mon quotidien, mais
> je garde espoir en ma nouvelle chimio débutée. Mon oncologue m'a
> clairement expliqué que mes soins sont purement palliatifs et qu'il
> me fallait maintenant penser à préparer mes papiers de décès.
> Après un certain temps à avaler cette énorme pilule, j'ai décidé de
> virer dos aux statistiques et de vivre MON histoire qui est unique.*

Je profite donc intensément de chaque beau moment avec mes enfants. Je n'ai par contre plus d'attente côté reconstruction mammaire, je suis consciente que je vais peut-être reperdre mes cheveux, mais tout ce qui m'importe, c'est de vivre encore plein de Noëls, de fêtes et de respirer la vie. Et, qui sait, on va peut-être se recroiser sur une unité... en tant que collègues, bien sûr...

Vos sous m'enlèvent une pression énorme, vu ma situation «assurance salaire». Je me suis déjà gâtée avec un massage, luxe dont je me privais. J'ai aussi l'intention de faire graver deux médailles à mes bébés, question que les mots «Maman vous aime et veille sur vous» les suivent tout au long de leur vie. Je vais sûrement faire une petite virée shopping, ça remonte toujours le moral. Et je vais vivre, tout simplement...

Je vous embrasse.

Au plaisir,

Jolyane xx

Mélanie avait écrit une lettre à Jolyane, sur deux feuilles lignées :

Allô mon amie!

Je t'envoie une copie du journal dans lequel ta lettre est publiée. Tu n'as pas idée à quel point les gens te sont reconnaissants de leur avoir donné des nouvelles, c'était la plus belle chose que tu pouvais faire pour les remercier!

Il faut que tu saches que ton histoire a un impact énorme sur chacun de nous au travail, autant pour ceux qui te connaissent que d'autres qui ne te connaissaient que de vue. Tu remets les gens en question, tu fais réaliser que rien n'est acquis dans la vie et qu'il faut savoir en profiter pleinement à chaque jour, à chaque minute...

Bien sûr, tu n'es pas la première personne à avoir le cancer à l'hôpital... mais pourquoi toi, tu as tant de répercussions? Je ne sais pas… Peut-être parce que ta personnalité rayonnante et tou-jours positive, tout ce que tu es, ça jure totalement avec le mot «cancer». Il y a quelque chose d'incompréhensible.

N'oublie jamais que je suis là pour toi si tu as besoin, ménage, gardiennage, niaisage! Et n'hésite pas à me téléphoner quand tu veux. Ce qui me rassure, c'est de savoir que tu es bien entourée. Tu me manques quand même souvent au travail, ce n'est plus pareil sans toi.

Je t'adore,

Mélanie xxxx

Le 17 octobre, dans son calepin rose, Jolyane a fait un petit dessin, un ange qui tient la main de deux bonshommes allu-mettes : *Je vais vous aimer toute votre vie et tenter de vous guider du mieux que je peux. Une chose est certaine, je serai toujours là pour veiller sur vous, n'en doutez jamais.*

Jolyane avait fait une autre liste, celle des souvenirs qu'elle voulait laisser à ses enfants. Le temps jouait contre elle :

1. Albums photo
2. Vidéo de berceuses
3. Vidéo souvenir
4. Acheter du linge pour l'hiver et pour l'année prochaine
5. CD de chansons

Elle avait aussi fait cette liste, «comment je vois mes funérailles» :

1. Incinérée
2. Urne blanche avec les photos choisies
3. Musique avec montage photo
4. Moment de silence à la fin avec la chanson
   Somewhere Over the Rainbow
5. Mots à lire par mes amies
6. Cartons souvenirs imprimés sur Vistaprint

Sa sœur Isabelle, elle, préparait la chambre de l'enfant qu'elle attendait, qui devait naître dans un mois, le 23 novembre. Jolyane appelait souvent pour prendre des nouvelles, ça lui faisait du bien de parler de cette vie qui s'apprêtait à commencer plutôt que de la sienne, qui s'apprêtait à finir.

Ginette avait une fille qui allait donner la vie, une autre qui allait la perdre.

Ginette vivait comme un robot. Elle était sous anesthésie, ne se permettait aucune émotion. Elle devait être efficace, garder la tête hors de l'eau. Il fallait bien quelqu'un pour s'occuper de tout et garder le cap.

Elle faisait le taxi pour Mathias et Nicolas pour permettre à Martin de s'occuper de son amoureuse. Elle gardait les enfants, s'occupait des repas, tenait le compte des rendez-vous, des traitements. Elle écrivait tout dans son calendrier, machinalement. Elle vivait sous vide.

Huit mois plus tôt, Ginette avait promis à Isabelle de venir à Montréal lui prêter main-forte avec son nouveau bébé, elle lui avait proposé de s'occuper de la grande sœur Maëlle, deux ans. Des relevailles dans la plus pure tradition, ça allait de soi.

Distance oblige, Ginette était moins présente pour Isabelle, ce serait le moment de rattraper le temps perdu, de donner un coup de pouce à son autre fille. Jolyane était gâtée, elle habitait à 20 minutes de sa mère. Quand le cancer est revenu, Ginette a appelé Isabelle.

— Comment va la grossesse ?

— Super bien, merci ! Et toi ?

— Moi, ça va.

— T'es sûre ?

— C'est Jolyane, le cancer est revenu. Elle ne s'en sortira pas.

— Ben voyons…

— Elle va avoir besoin de moi. Je ne pourrai pas aller à Montréal pour t'aider.

Ginette était déchirée entre ses deux filles, mais elle savait que sa place était au chevet de Jolyane.

Isabelle comprenait.

LA CHAMBRE BLEUE

Début octobre, Jolyane a emménagé avec ses hommes chez Ginette et Roger, dans la maison où elle a grandi. Jolyane aurait tellement voulu dormir au sous-sol avec son amoureux, mais l'escalier était un Everest. Elle s'est résignée à s'installer dans la petite chambre bleue, au fond du couloir.

Mathi et Nico dormaient dans la chambre d'invités, pas très loin de la sienne, Martin était seul en bas.

Jolyane aimait entendre ses gars rire lorsqu'elle s'éveillait le matin, elle aimait entendre Mathias parler, Nicolas babiller. Ils venaient la voir de temps en temps, repartaient vaquer à leur vie d'enfant. Ils avaient pris l'habitude d'aller dans la chambre bleue en revenant de la garderie.

Mathias ne restait jamais longtemps.

— Maman, c'est plate, tu es toujours malade !

— Je m'excuse, Mathi. Si tu savais comme j'aimerais mieux jouer avec toi, être comme avant. Maman trouve ça plate aussi.

Ginette allait souvent voir sa fille dans la chambre bleue, pour replacer les oreillers, pour ouvrir toujours plus grand la fenêtre, pour remplir le réservoir de l'humidificateur.

— Éribuline, éribuline, éribuline.

— Qu'est-ce que tu fais ?

— Je veux donner de la force à la chimio.

Jolyane répétait le nom de la molécule comme un mantra, comme pour l'aider à exorciser les métastases, à les mettre hors d'état de nuire. Elle y croyait tellement, était convaincue que son corps allait réussir à tenir le coup encore longtemps.

Elle avait hâte que le traitement fasse effet. En attendant, elle avait mal, partout, tout le temps. Surtout les poumons, qui brûlaient au moindre effort. Juste pour aller souper à la table, il lui fallait prendre son courage à deux mains. Elle s'obligeait à le faire, pour Mathias et Nicolas.

Jolyane mangeait peu, elle passait son temps assise, tranquille. Elle souriait toujours, elle riait parfois, de moins en moins. Rire lui faisait mal, elle ne pouvait plus rire comme avant. Elle ne pouvait plus rien faire comme avant.

— Martin, je pense que je ne me rendrai pas à Noël…

Jolyane n'avait jamais évoqué cette possibilité avant, c'était la première fois qu'elle fixait une échéance dans le temps, un point de non-retour. Elle commençait à voir la mort au bout du tunnel. Elle avait tellement mal, elle ne pourrait pas vivre longtemps comme ça.

Elle se sentait si seule, dans sa petite chambre bleue.

Dans son for intérieur, Ginette savait que sa fille aurait dû être à l'hôpital, elle y recevrait des soins adaptés, des traitements pour soulager, au moins, ses douleurs. Ginette essayait d'avoir une prescription d'oxygène, les oreillers et l'humidificateur ne suffisaient plus.

Jolyane toussait toute la nuit, toutes les nuits. C'était un bruit de fond, presque rassurant, elle était vivante. C'était une toux creuse, caverneuse, des quintes qui n'en finissaient plus.

Une nuit, sa mère s'est réveillée en sursaut, Jolyane ne toussait pas. Ce silence n'augurait rien de bon. Levée d'un bond, Ginette s'est précipitée au chevet de sa fille, en s'imaginant le pire. La trouver morte. Ginette a ouvert la porte, Jolyane a ouvert les yeux.

— Ça va?

— Oui.

Ginette est retournée se coucher. Quand Jolyane a recommencé à tousser, elle s'est rendormie.

Pendant ce temps-là, la plus laide maison de la rue de la Flore était en train de subir une transformation extrême. Ouvriers et bénévoles de l'émission *On efface et on recommence* étaient à pied d'œuvre du matin au soir. Son rêve était en train de devenir réalité. Jolyane aurait bien aimé pouvoir, elle aussi, effacer et recommencer.

Dans quatre semaines, les rénovations allaient être terminées. La vie de Jolyane aussi.

Quand ils étaient tout seuls, Jolyane et Martin arrivaient encore à rire de tout, presque toujours. C'était leur façon de mettre en boîte la mort qui attendait son tour. Quand Jolyane prenait son air sérieux, Martin appréhendait une discussion difficile.

— Tu sais, Martin, après moi…

— Il n'y aura personne.

— Ben voyons, ça serait niaiseux, un bon gars comme toi, rester tout seul toute sa vie…

— Ne pense pas à ça…

— Je voulais que tu le saches, après moi, il y en aura une autre, et c'est correct.

— Ça n'arrivera pas.

— L'important, c'est que tu ne m'oublies pas.

— Je ne t'oublierai jamais.

— T'es mieux ! Et ça se peut que, pendant que tu lui fais l'amour, je vienne lui piquer les fesses !

Martin ne pouvait pas s'imaginer en aimer une autre, ça ne lui arriverait jamais. Jamais il n'en trouverait une autre comme elle, il ne pouvait pas avoir deux âmes sœurs dans ce bas monde. La sienne se mourait, tant pis, il se reprendrait dans une autre vie.

Jamais il ne l'avait tant aimée que maintenant. Elle était à la fois si fragile et si forte, il avait l'impression, parfois, de ne pas être à la hauteur. Quand il pleurait, elle venait le consoler. Il posait sa tête dans le creux de son cou, elle lui flattait les cheveux amoureusement. Elle faisait la même chose avec ses enfants.

— Ça va bien aller, amour.

— Je ne sais pas ce que je vais faire sans toi, j'ai besoin de toi, tu ne peux pas t'en aller. Il y a la chirurgie de Mathias qui s'en vient, l'école qui va commencer, il y a le travail, Nico aux couches…

— Tu as y arriver. Je serai là, en haut…

— Et moi, je serai tout seul, ici…

Martin n'arrivait plus à faire semblant que tout allait bien se passer, il n'arrivait plus à garder le cap. Jolyane avait tellement besoin qu'il soit solide, voilà qu'il vacillait, qu'il tanguait, qu'il partait à la dérive. Il vivait écartelé entre l'espoir et le désespoir.

Il en voulait à la vie.

Jolyane avait de plus en plus de mal à respirer. À côté d'elle, l'humidificateur se démenait sans relâche, la fenêtre était ouverte nuit et jour. Elle s'étirait le cou vers la brise pour inspirer, pour que l'air pénètre en elle. Respirer, il lui était si difficile de respirer.

À part pour souper, elle sortait peu de la chambre bleue. Quand elle le faisait, elle s'assoyait dans le salon, calée dans le gros fauteuil. Mathias et Nicolas s'assoyaient à côté, lui tiraient la manche pour qu'elle vienne jouer avec eux. Elle n'en avait pas la force.

Mathias aimait s'asseoir sur elle pour lui faire des grimaces. Elle lui répondait par des grimaces. Elle s'amusait à lui attraper le nez, à le coincer entre ses doigts. Mathias riait. Il savait que sa mère était malade, qu'elle deviendrait une étoile. Il faisait semblant de comprendre.

Billy venait se blottir contre elle aussi, il s'endormait en ronronnant dans la chaleur de sa cuisse, comme il l'avait toujours fait. Billy passait ses grandes journées à dormir, il ne faisait que ça. À côté de lui, Garfield était un hyperactif.

Jolyane aimait caresser Billy.

Elle aimait le sentir respirer sous ses doigts.

Chaque matin, Jolyane se faisait belle, comme elle l'avait toujours fait. Elle souriait, même si tout déchirait en dedans. Elle avait besoin de se sentir vivante dans le regard des autres.

Elle repensait souvent aux soirées mémorables qu'elle ne pourrait bientôt plus se rappeler. La mort, en plus du reste, habillait ses souvenirs d'une nostalgie. Ces beaux moments devenaient précieux, sacrés. Ils étaient figés dans le temps. Et le temps allait s'arrêter.

Arrêt sur image. Jolyane aimait feuilleter ses vieux albums photo, regarder comment elle était vivante. Elle en avait profité, tellement. Personne ne pourrait dire qu'elle n'avait pas vécu.

Jessie a envoyé un message aux filles du Seven.

— Est-ce qu'on le fait, ce tatouage, pendant que Jolyane est là ?

Elles ont toutes répondu oui, ont soumis des idées de dessins. Elles ont retenu une dizaine de graphies différentes du mot Seven, mais elles ne sont pas parvenues à s'entendre. L'une aimait bien les lettres script, l'autre préférait une écriture cursive.

Avec un cœur à la fin ?

Elles ont mis le projet sur la glace, en se disant qu'elles auraient le temps d'y repenser.

Elles allaient voir Jolyane chez Ginette, elles prenaient le thé au salon en jasant de tout et de rien, rarement de la mort. Tous les matins, Jolyane prenait le temps de choisir sa tenue, de coiffer ses cheveux courts, de farder ses joues pâles.

— Elle est belle, cette camisole-là !

— La veux-tu, Marie-Hélène ?

— Ben là, c'est pas ça que je voulais dire…

— C'est correct, je vais te la léguer !

— Je ne veux pas penser à ça…

Marie-Hélène y pensait quand même. Jolyane y pensait aussi, elle se demandait ce qu'il y avait après.

— Marie, est-ce que tu crois aux anges ?

Le soir, Jolyane se retrouvait toute seule, avec son calepin. Elle poursuivait en silence ce dialogue avec ses enfants :

27 octobre,

Si vous saviez comme je sens la ligne du temps se refermer tranquillement (mais trop tôt... beaucoup trop tôt) sur moi. Même si je tente de garder la tête hors de l'eau et de penser que tout va bien se passer, la peur me rattrape et je pleure de plus en plus... chaque jour. Chaque jour, le diagnostic fait plus mal et pèse de plus en plus sur mon cœur de maman.

Je me repose dans la pièce bleue, au fond du corridor chez Mamie. Je vous entends, vos petites voix si fragiles, si jeunes. J'aimerais tant vous prendre, vous faire tourner, aller marcher avec vous, mais j'ai trop besoin de repos, mon corps ne suit plus.

Je crois que c'est ce qu'on appelle « mourir avant son temps », oublier tranquillement qui on était et tenter de vivre dans ce corps qui n'est plus le nôtre. J'ai déjà l'impression que vous ne reconnaissez plus votre maman ou que vous avez accepté dans votre petit cœur d'enfants d'avoir une maman qui disparaît peu à peu.

J'étais tellement une maman «folle», qui jouait avec vous sans arrêt, vous chatouillait, vous embrassait. Comme je ne suis plus capable d'être celle-ci, j'espère que vous m'aimez toujours autant...

Mathias et Nicolas ne remarquaient pas qu'ils regardaient Jolyane moins souvent, qu'ils ne lui tiraient plus la manche, qu'ils ne sautaient plus sur ses genoux. C'était comme ça.

Il y avait l'Halloween, dans quatre dodos, maman passait toujours l'Halloween. Nicolas était déguisé en singe, Mathias avait mis son costume de pirate. Avec la perruque de Jolyane.

Marie-Joëlle a tout de suite reconnu la chevelure sur la photo que Martin a mise sur Facebook :

Marie-Joëlle Audy : *J'adore ses cheveux !!!*

Jolyane Fortier : *Il me ressemble avec sa grande postiche noire !*

Marie-Joëlle Audy: *Pouahahah! Martin a réutilisé ta postiche pour économiser sur l'costume… Ha ben, est bonne en ta!*

Jolyane Fortier: *À 600$ la postiche… méchante belle kefure de pirate!*

Marie-Joëlle Audy: *On peut dire que ça donne de la valeur… Un pirate de luxe… Pas un sale pirate pas propre!!*

Il pleuvait à boire debout, Jolyane s'est habillée chaudement.

Ils ont marché comme des escargots jusqu'à la maison d'à côté. Puis, une deuxième. Jolyane n'en pouvait plus. Elle a dit gentiment à ses deux gars qu'elle les attendrait à la maison. Martin a continué tout seul, a frappé à deux autres portes. C'en était terminé de l'Halloween.

Le lendemain, Jolyane a sorti son calepin rose:

> *On est le lendemain de l'Halloween. Il pleuvait beaucoup hier, mais moi et votre papa tenions à faire quatre ou cinq maisons pour l'occasion. Malgré tous mes efforts, après deux maisons, j'ai senti mon souffle devenir court et douloureux, mon cœur battait rapidement et je n'avais plus le contrôle de ma respiration.*

Ses hommes n'y ont vu que du feu.

Le lendemain de l'Halloween, Jolyane a suggéré à Martin d'aller acheter les costumes pour l'an prochain, elle faisait toujours ça, elle payait le quart du prix. Martin est revenu avec un grand déguisement de tortue Ninja et un petit de Ironman.

Le 2 novembre, Ginette a finalement reçu la télécopie du médecin. Jolyane allait avoir de l'oxygène. Il avait fallu pour cela avoir l'ordonnance, commander la précieuse bouteille, aller la chercher. Le soir, elle a planté les petites flûtes dans les narines de sa fille.

Jolyane a souri, ça lui faisait du bien, elle pouvait respirer un peu mieux.

Respirer, tant d'efforts pour respirer.

— Merci, maman.

— De rien, ma belle.

— Tu sais, je crois que ma mission est terminée.

— Ta mission?

— On a tous une mission, la mienne achève.

— C'est quoi, ta mission?

— D'avoir profité de la vie, d'avoir aimé. D'avoir fait deux beaux garçons, de leur avoir donné la vie.

Ginette était incapable de parler à l'imparfait.

Le lendemain, l'infirmière du CLSC est venue pour sa visite de routine, elle n'a pas aimé le teint blafard de sa souriante patiente. Elle a mesuré le taux d'oxygène dans son sang. Elle a fait signe à Ginette de sortir de la chambre avec elle.

— Ginette, le taux de saturation en oxygène est à 70%. C'est très bas.

— Je sais…

— Il faut aller à l'hôpital.

— Jolyane ne veut pas aller à l'hôpital.

— Elle est rendue là.

La bonbonne d'oxygène était trop grosse, rien à faire, elle n'entrait pas dans la voiture de Ginette.

— Je vais appeler l'ambulance.

Ginette a regardé sa fille partir, en essayant de se convaincre qu'elle serait mieux à l'hôpital. Jolyane a regardé sa mère, un regard paniqué, presque désespéré. C'était la première fois que Ginette voyait le désarroi dans les yeux de sa fille.

L'ambulance est partie en trombe.

Ginette en a profité pour changer les draps du lit, Jolyane reviendrait dans un lit propre. Elle a retiré les taies de chacun des oreillers, les a empilés sur le matelas. Elle a éteint l'humidificateur, fermé la fenêtre. Elle a ouvert les rideaux pour faire entrer la lumière.

Quelques heures plus tard, Jolyane était installée dans une chambre, approvisionnée en oxygène, soulagée par un cocktail d'antidouleurs. Elle soufflait un peu mieux.

Quand Martin est parti pour le souper, elle a sorti son calepin :

Je ne suis plus certaine d'être capable de prendre le dessus sur mon corps, qui se laisse tranquillement aller. Ma volonté de me battre est, malgré l'insensé, toujours présente à cause de vous deux, mes petits trésors et à cause de votre papa que j'aime tant.

Comment j'ai pu vous mettre au monde en sachant de l'autre côté que je partirais au début de votre enfance...

Jolyane s'est assoupie, l'effet des calmants aidant. Elle s'est réveillée en sursaut, à bout de souffle. Elle a repris son crayon :

Et là, en tentant de reprendre le dessus sur ma respiration qui est si rapide et déchaînée, je croise du regard une photo de vous deux, mes petits loups, si souriants, si parfaits, votre petit sourire qui amène tant de fierté et d'amour et de désir de vous serrer si fort...

Vous me manquez tellement, votre petite peau si belle, si douce, vous êtes de loin ma plus belle réussite.

Je vous aime.

Jolyane est allée sur Internet pour commander un chandail et une chemise pour bébés. Marie-Joëlle attendait son premier, Karine son deuxième. Jolyane sentait qu'elle ne pourrait pas aller magasiner leurs cadeaux. Ni les leur remettre. Elle a fait livrer ses achats chez Jessie, lui a expliqué comment les emballer, quoi écrire dans les cartes.

Les médicaments aidant, Jolyane a retrouvé un peu d'énergie. Et son sourire. Elle a pu recommencer à prendre Nicolas dans ses bras et à lui donner le biberon. Elle était encore une mère.

En après-midi, Martin avait rendez-vous chez le tatoueur. Jolyane lui avait demandé qu'il se fasse tatouer, sur son épaule gauche, une fleur avec un cœur dedans. Il a fait ajouter le ruban rose du cancer du sein.

Il avait tellement mal, déjà, qu'il n'a pas senti la douleur, il n'a pas senti les aiguilles lui percer l'épiderme. Il aurait bien aimé sentir cette douleur primaire, pour lui faire oublier l'autre. Celle qui lui transperçait le corps tout entier.

Pendant que Martin se faisait mitrailler la peau d'encre, Ginette est allée voir sa fille à l'hôpital, elles étaient seules. Jolyane a répété à sa mère qu'elle continuerait à se battre jusqu'à la toute fin, l'a remerciée pour tout ce qu'elle faisait pour elle et, surtout, pour les enfants.

— J'aurais tellement voulu être là pour toi, maman, plus tard…

— On ne peut rien y changer, Joly.

— Je m'excuse, maman.

— Tu n'as pas à t'excuser, je fais ce qu'une mère doit faire.

Ginette a dit quelque chose qu'elle ne pensait jamais avoir à dire.

— Joly, ce n'est pas facile de te dire ça, mais si tu as l'impression que tu as perdu ton combat, tu peux partir.

— ...

Une mère ne devrait jamais avoir à donner la permission à sa fille de mourir. Jamais.

JE LE VEUX

Le 4 novembre, Jolyane attendait de la visite, de la grande visite. C'était un grand jour, elle ne l'avait pas imaginé comme ça. C'est aujourd'hui qu'elle allait se marier.

La cérémonie devait avoir lieu la semaine suivante à l'Auberge Saint-Antoine, Martin avait préparé les noces pendant que Jolyane planchait sur les funérailles. Il avait pensé à tout, surtout au menu et au bon vin qu'on allait y boire.

L'équipe de Chantal Lacroix avait mandaté une dame pour voir à l'organisation, à ce que tout se passe rondement. Jessie était seule dans le secret avec Martin, ils avaient tout organisé dans les moindres détails. Jessie devait être la demoiselle d'honneur, elle avait choisi sa robe. Jolyane n'était au courant de rien.

Le jour où elle est partie en ambulance, Martin a su que ce mariage n'aurait pas lieu. Il a appelé Chantal Lacroix le lendemain matin.

— Va falloir oublier ça pour le mariage.

— Jolyane ne va pas bien ?

— Elle est à l'hôpital, elle n'en a plus pour longtemps. Je vais organiser un petit mariage à l'hôpital, super simple.

— Quand?

— Je ne sais pas encore.

— Est-ce qu'on peut faire ça cet après-midi?

— Il va falloir que je lui en parle. Je te rappelle.

Martin est allé voir Jolyane, lui a tout raconté. Le mariage qui avait failli avoir lieu, celui qu'il était en train d'organiser, dans quelques heures, dans sa chambre d'hôpital. Avec une équipe de télévision comme témoin de la scène.

— Ça te dérangerait si les caméras venaient?

— Pantoute!

— T'es certaine?

— Sûre et certaine!

Drôle de détour du destin, elle était maintenant le sujet d'une téléréalité. Branle-bas de combat, le mariage a eu lieu quelques heures plus tard. Jolyane a demandé à sa mère de lui apporter sa belle robe en dentelle noire. Elle l'a enfilée doucement, en prenant soin de dissimuler le drain planté dans son poumon droit.

Elle s'est maquillée, a coiffé sa perruque comme elle l'avait fait si souvent avec ses vrais cheveux. Elle n'avait pas perdu la main.

Jolyane n'en menait pas large, elle passait le plus clair de son temps alitée. Avoir de la visite lui prenait tout son petit change. Et encore, il ne fallait pas que les gens s'éternisent.

Pour son mariage, Jolyane ne voulait pas décevoir ses invités. Elle est allée puiser dans ses réserves d'énergie, en a trouvé assez pour que la cérémonie soit parfaite. Elle voulait être une mariée parfaite.

Mathias et Nicolas sont arrivés, sapés comme deux petits messieurs, vêtus d'une belle chemise blanche et de pantalons noirs. Ils auront l'air de ça, en plus grand, le jour de leur bal de finissants.

Ginette a effectué trois allers-retours entre l'hôpital et la maison, sur le pilote automatique. Elle s'est occupée de la logistique, pour que Jolyane ait tout ce dont elle avait besoin. Ce n'est pas comme ça qu'elle avait imaginé le mariage de sa fille.

Martin a enfilé son bel habit noir, il est passé chez le coiffeur. L'expression «nerveux comme le jour de ses noces» prenait tout son sens. Il allait épouser la femme de sa vie, pour le meilleur et pour le pire.

Le meilleur était derrière, le pire, devant.

Le curé est arrivé à 15 h, les membres de la famille et les amis un peu avant. Ils étaient une dizaine autour de Jolyane et Martin. Sa sœur Annie était à 38 semaines de grossesse. Ça faisait longtemps que Jolyane n'avait pas souri comme ça.

Martin a remis un iPad à Jolyane. Sur l'écran, Marc Dupré a interprété en solo une chanson de circonstance, *Nous sommes les mêmes*:

> *C'est le regard qui nous dit tout*
> *qui rend plus fort ou bien plus doux*
> *c'est le pouvoir de se dire nous*
> *même si parfois on se rend fou*
> *c'est une main sur le bonheur*
> *tous nos demains en un quart d'heure*

Le regard de Martin allait et venait entre l'écran et Jolyane, elle fixait l'écran.

Marc Dupré a déposé sa guitare.

— Martin, c'est à toi de jouer.

Silence.

— Ma belle, on s'était toujours dit qu'on se marierait à 40 ans…

— Oui…

— Pour fêter ce qu'on avait réussi ensemble…

— Ou…

Le mot s'est accroché dans sa gorge, serrée par les sanglots.

— Je pense qu'on peut dire qu'on a réussi de belles choses…

— …

— T'as deux enfants extraordinaires et, malgré tous les combats, tu as été une femme et une mère exceptionnelles.

Le curé s'est avancé, s'est planté au pied du lit. Il est allé à l'essentiel.

— Martin, voulez-vous prendre Jolyane pour être votre légitime épouse ? Dites «je le veux».

— Je le veux.

— Jolyane…

— Je le veux.

Martin a enfilé l'alliance.

— Je vous déclare mari et femme.

Ils se sont embrassés. Ils se sont serrés, surtout, ce n'est pas facile de s'embrasser quand on manque de souffle. Ils se sont regardés fixement, sans pleurer. Ils ne voulaient pas pleurer. Ils voulaient que ce moment soit heureux.

Un membre de l'équipe de télévision a ressorti l'iPad, l'a donné à Jolyane. À l'écran, Marie-Ève Janvier, Jean-François Breau et

Toyo assis sur un futon noir, dans un salon. Ils ont joué une chanson de circonstance. *Stand by Me.* Comme dans le lobby de l'hôtel, deux mois plus tôt.

Après la cérémonie, Martin et Jolyane se sont retrouvés ensemble, tout fin seuls. Mari et femme.

— C'était une belle journée, hein, Joly ?

— Je suis vraiment contente…

— Moi aussi.

— J'ai vraiment eu une belle vie, sérieux. Trop courte, mais belle. Si c'était à refaire, je reprendrais exactement la même vie que j'ai eue, pareille, même avec cette fin-là.

— C'est vrai qu'on a eu une belle vie.

— J'aurais aimé ça savoir ce que les enfants vont devenir. J'espère que Mathias ne sera pas un peintre en collants !

— On ne sait jamais !

— Et Nicolas, il va peut-être devenir un clown !

— Ça ne m'étonnerait pas.

— Ce qui me fait le plus de peine, c'est de me faire à l'idée que je ne connaîtrai pas leur blonde, je ne serai peut-être même pas là à Noël pour les voir déballer leurs cadeaux…

— Ça arrive vite, Noël.

— La maison va être belle, vous allez être bien.

— Il va manquer toi.

— Il y en aura une autre, un moment donné, et c'est correct comme ça. Il faut que tu penses à ton avenir…

Jolyane était en paix avec ça, maintenant. Avec le fait que son Martin, un jour, en aimerait une autre. Elle savait qu'elle aurait toujours sa place à elle, elle était son épouse maintenant, ils étaient unis et leur amour allait survivre à la mort, à l'absence du corps.

Avant de partir de l'hôpital, après le mariage, Karine a mis sa main sur la cheville de Jolyane.

— Tu sais, Jolyane, quand tu seras partie, je vais aller bercer Mathi et Nico. Tu pourras entrer dans mon corps.

— Merci…

Elles ont pleuré. Jolyane avait fait cette même promesse à Caroline 10 mois plus tôt.

Le 5 novembre, dans son calepin, Jolyane a raconté son mariage, où le temps, pour une fois, s'était arrêté :

> *À part mes accouchements, vous mettre au monde, cette journée fut de loin l'une des plus belles de ma vie. Moi et votre papa avons uni notre amour malgré le fait que la maladie l'emporte sous peu. C'est de loin le plus beau geste d'amour que j'ai vu de toute ma vie.*
>
> *L'amour est la base de tout couple, de toute famille, de toute relation humaine. Quand l'amour y est, bien présent et dans toute sa grandeur, rien, même pas la maladie, ne peut réussir à se faire oublier deux cœurs qui s'aiment sincèrement et pour la vie.*
>
> *Et comme je vous aime plus que tout, du haut de mon étoile, dans mon petit cœur de maman, il y aura toujours une place privilégiée pour mon beau Nico et mon Mathi chéris que j'aime si fort !!!!*

Elle refermait toujours son calepin en pleurant.

Isabelle est passée voir sa sœur le 7 novembre à l'hôpital, elle était enceinte jusqu'aux yeux. Une scène presque incongrue, deux sœurs, une avec la vie qui s'en va, l'autre avec une vie qui s'en vient.

Isabelle devait accoucher le 23 novembre, elle n'était pas venue voir Jolyane à Québec autant qu'elle aurait voulu. Elle avait le sentiment de n'avoir pas été assez présente. Isabelle aurait tellement voulu qu'elle voie sa nièce, qu'elle la prenne dans ses bras.

Isabelle a demandé à Ginette d'être seule avec sa sœur dans la chambre d'hôpital, elle y est restée de longues minutes. Elles se sont dit les choses pour la dernière fois.

Isabelle a glissé un secret à l'oreille de Jolyane.

— La petite s'appellera Camille.

LA DERNIÈRE DEMEURE

Le lendemain, Martin a reçu l'appel qu'ils attendaient. Jolyane allait être finalement admise à la Maison Michel-Sarrazin, dans une des 15 chambres, où elle allait être traitée aux petits oignons jusqu'à la fin.

Martin était soulagé. Il a partagé la nouvelle sur Facebook :

> *Jamais j'aurais cru un jour être heureux de dire que nous serons admis vendredi matin à Michel-Sarrazin. Un superbe endroit pour terminer sa vie. Je veux en même temps remercier tous ceux qui ont pris le temps de nous adresser un mot. J'aurais aimé vous répondre tous, mais j'ai au-delà de 500 messages reçus, donc merci à tous, vous nous faites vraiment du bien !!!! XXXXXXX*

Jolyane a hésité avant de dire oui, elle ne voulait pas être placée devant ce choix. Ça voulait dire qu'elle acceptait d'être rendue à la fin, après avoir tant tenté de la repousser.

Il lui restait une semaine à vivre.

Elle a expliqué sa décision à ses enfants :

> *J'ai été la première déçue de mon choix, j'étais certaine d'être assez forte pour me rendre plus loin avec la chimio. Mais j'ai si souffert... J'ai décidé que les derniers jours que je passerais avec vous seront de qualité et que mon corps allait être plus réceptif aux*

colleux, aux mains chatouilleuses… J'ai finalement choisi une fin de vie dans le confort, de respirer ce temps qu'il me reste avec les trois amours de ma vie…

Respirer le temps.

Quand ils ont mis les pieds à Michel-Sarrazin, Jolyane et Martin étaient contents, autant qu'on peut l'être quand on arrive à l'endroit où la vie finira. La mort y fait moins peur.

— Martin, sors la caméra!

Martin est allé chercher la caméra que les filles du Seven avaient offerte à Jolyane à la fête de Mathias. Elle a enregistré une vidéo pour ses gars, pour leur expliquer ce qu'elle faisait là:

Allô les bébés,

Je viens d'arriver à Michel-Sarrazin, l'endroit où maman va partir… sur sa petite étoile. Ça a été dur pour moi d'accepter que je ne me battrais plus, mais j'étais rendue là. Je l'ai fait pour avoir une meilleure qualité de vie, pour pouvoir vivre des beaux moments avec vous, et vous serrer fort, fort, jusqu'à la fin… parce que je vous aime.

Elle se retient pour ne pas pleurer.

Ce soir-là, Martin et Jolyane ont soupé en amoureux, des sushis, comme au premier jour de leur rencontre. Et une bonne bouteille de rouge. Ils ont trinqué à leur amour, au temps qui restait.

Martin a ressorti la caméra, il s'est assis devant Jolyane, en la cadrant d'assez loin pour qu'on voie les sushis et la bouteille de rouge. Jolyane avait sa coupe à la main. Et ses petites flûtes d'oxygène dans les narines.

On est en date du 8… du 9 ou 8? Du 8 novembre, première soirée, premier souper à Michel-Sarrazin, là où maman va partir…
Mais, on est très bien comme on peut voir, on peut boire du vin et

*manger des sushis. Je vais boire un peu de vin avec votre père, me
retrouver avec lui. C'est vraiment une belle place, on va être bien
installés pour… vous recevoir et passer de beaux moments en
famille. Je vous aime!*

Elle leur a fait un bec soufflé, a trinqué avec son amoureux.

— Je fais un *cheers* à vous, mes ti-bébés.

— Bon appétit, ma femme.

— Je t'aime, mon cœur.

— Je t'aime aussi.

Mathias et Nicolas ont vite adopté leur nouvelle maison, ils se
sont fait une petite salle de jeux dans le grand salon. Maman
n'était pas loin. Elle venait faire son tour parfois, boire un thé
vert, calée dans le grand sofa en cuir brun. Elle répétait à Nicolas
«je t'aime gros comme la lune». Elle espérait l'entendre dire
«je t'aime» avant de mourir.

Martin a aussi emménagé à Michel-Sarrazin, il y était jour et
nuit, ne voulait pas manquer une minute avec Jolyane. Elle a
demandé à sa mère de lui apporter plein de vêtements, elle lui
a dit lesquels, elle tenait à être coquette jusqu'à la fin. Le matin,
elle choisissait sa tenue.

Jolyane voulait battre le record du plus long séjour à Michel-
Sarrazin.

Ginette et Roger s'occupaient des enfants, ils voyaient à ce
qu'ils ne manquent de rien. Ginette continuait à faire le taxi,
elle apportait à Jolyane ce qu'elle lui demandait. Elle venait
la voir aussi souvent qu'elle le pouvait, pour faire le plein de
souvenirs.

Il y avait les amis, les nombreux amis que Jolyane s'était faits au
fil des années. Ceux de Martin aussi. Ils venaient leur rendre

visite, prendre et donner des nouvelles. Jolyane préférait, et de loin, les entendre parler de leur vie que de parler de la sienne.

Jolyane avait demandé aux filles du Seven d'écrire un texte pour Mathias et Nicolas, de le lire à ses funérailles. Elle voulait l'approuver d'abord, savoir ce qu'on dirait d'elle quand elle n'y serait plus.

Elle ne laissait rien au hasard.

Karine, alias Boulie, est passée à Michel-Sarrazin pour lui soumettre le texte. Jolyane l'a lu lentement, longuement, en s'arrêtant pour essuyer ses larmes. Elle n'a pas changé un mot.

Le 10 novembre, Jolyane a fait sa dernière «sortie» sur Facebook, à tous ses amis qu'elle ne reverrait plus :

Bonjour à chacun de vous,

Pour être franche, vu mon état, cette sortie Facebook sera ma der-nière. Alors, je tiens à vous transmettre un message qui me tient RÉELLEMENT à cœur.

Si vous avez dans la tête un souvenir quelconque me concernant, un trait de personnalité, une anecdote qui vous fait bien rire, le souvenir de notre rencontre ou d'une soirée qui ne peut se faire ou-blier… Et que cette mini histoire (pouvant être racontée) permet-trait à mes deux bébés de connaître un peu plus qui était leur maman, quelle enfant, quelle ado, quelle amie et comment elle était, tout simplement…

Je vous invite à composer cette histoire sur papier… et à la déposer dans une boîte qui sera au salon funéraire.

Mon plus grand regret est sans aucun doute de quitter de façon si prématurée mes deux bébés, alors si vous pouvez m'aider à assoupir cette peine qui me transperce… je vous en suis vraiment reconnaissante et je n'ai juste pas de mots pour l'exprimer, alors merci, tout simplement.

Je vous aime, Joly

Ce dimanche soir là, quelques amies devaient passer la voir, elle était si fatiguée. Elle s'est excusée à chacune d'elles, sauf à Marie-Joëlle. Elle tenait à voir Jojo.

Elle avait passé toute la fin de semaine dans la maison de Jolyane à donner un coup de main pour la dernière étape des travaux. Le samedi, elle a fait du ménage, de la peinture, de menues tâches. Elle était enceinte de cinq mois. Le dimanche, le Seven s'y était réuni pour tourner un *lipdub*. C'était leur façon de faire visiter à Jolyane sa nouvelle maison.

Jojo pensait trouver Jolyane dans sa chambre, alitée. Elle l'a aperçue en arrivant, dans le grand salon à l'entrée, assise sur un fauteuil de cuir, un thé à la main, sa veste de laine beige sur les épaules. Elle portait presque toujours cette veste.

À part les petites flûtes de plastique dans ses narines, Jolyane avait l'air bien, entourée des siens. Martin était là, comme toujours, ses enfants aussi, ses parents, ses beaux-parents, ses belles-sœurs. Marie-Joëlle s'est jointe à cette soirée de famille.

Joly et Jojo ont jasé de la maison, du bébé que Marie-Joëlle attendait, de la mort qui attendait Jolyane. Elle a confié à Jojo qu'elle avait peur, pas tant de partir que de souffrir. Elle a pleuré en parlant de ses enfants, elle pleurait toujours en parlant de ses enfants.

Marie-Joëlle avait apporté des photos de sa nouvelle maison à elle, dans laquelle elle venait tout juste d'emménager. Jolyane a regardé attentivement les photos, une à une. Fidèle à ses habitudes, elle lui a fait quelques suggestions de déco. Ça lui rappelait quand elles écoutaient *Ma maison Rona*.

Puis est venu le moment de se quitter. Jojo et Joly se sont enlacées très fort, se sont serrées l'une contre l'autre.

— Je t'aime, Joly.

— Moi aussi.

Marie-Joëlle s'est éloignée lentement, elle pleurait en silence. Et elle tremblait. Elle s'est retournée une dernière fois. Jolyane a chuchoté ces mots.

— Je t'aime, ma Jojo.

Marie-Joëlle les a lus sur ses lèvres.

Jojo lui a soufflé un baiser, elle lui a souri. Elle a franchi la porte, quitté la pièce, quitté Jolyane. Elle s'est assise dans sa voiture, incapable de prendre la route. Elle est restée là de longues minutes à pleurer, elle ne reverrait plus jamais son amie.

Jolyane s'est endormie heureuse ce soir-là. Le lendemain, elle avait peur. Elle a envoyé un texto à Jessie :

> *Ce matin… sans trop savoir l'expliquer, je sens que mon état baisse vite… Comme je t'aime beaucoup et que je voudrais te voir un peu, si jamais ce soir tu peux passer faire un tour (pas trop long, mais juste pour que je te voie) avec une ou deux filles. Je t'aime si fort, j'ai peur!!!*

Jessie est passée en fin de journée avec Ge Cool et Marie-Hélène. Elles ont jasé, simplement, en buvant un thé. Jolyane leur parlait de l'après, quand elle serait partie. Elle était déjà ailleurs.

— Les filles, je vais vous accompagner partout.

— Nous aussi.

— Et si jamais vous allez voir une voyante et qu'elle dit qu'elle peut me parler, je vais vous dire…

Jolyane leur a dit des trucs qu'elle leur dirait à ce moment-là, elle leur a dit qu'elle se ferait remarquer de temps en temps, à travers leurs rêves, par des chansons qui joueraient à la radio.

— Quand vous entendrez *Hey There Delilah*, ça sera moi.

— Fais-nous la jouer souvent…

— Finalement, allez-vous le faire le tatouage du Seven ?

— Oui, on va le faire, c'est certain. Mais on ne sait pas quand.

Elle a donné à chacune un bijou, parmi ses préférés. À Jessie, elle a donné les boucles d'oreilles qu'elle avait achetées au Mexique deux mois plus tôt.

Elle a remis des boucles d'oreilles à Geneviève aussi, faites de deux cristaux bleus. Ge Cool les a tout de suite reconnues, elle les lui avait données pour ses 30 ans, à l'hôtel Pur.

Pour Marie-Hélène, elle avait choisi une chaîne avec un médaillon. Le temps était venu de lâcher du lest, de se détacher tranquillement de ces choses qu'elle avait aimées.

— Touchez-moi ici.

Jolyane a tiré son décolleté, dévoilé une partie de sa poitrine. Geneviève a posé sa main sur les os de sa cage thoracique. Elle sentait, sous ses doigts, un tapis de billes.

Marie-Hélène s'est avancée à son tour.

— Je vais te faire un massage de tête.

Son crâne aussi était tapissé de tumeurs. Elle glissait doucement ses longs doigts sous les cheveux courts de Jolyane, effleurant à peine le cuir chevelu. Elle décrivait de grands cercles, de la nuque au front. Jolyane a fermé les yeux, elle avait l'air bien.

À ce moment précis, elle était bien.

Le lendemain, Jolyane a envoyé un autre texto à Jessie :

La soirée fut parfaite. Votre visite a été de loin la plus agréable et sincère. Tu sais, plus les jours passent, j'ai peur, j'ai beaucoup de peine… je réalise… Tu vas vraiment me manquer, et c'était important pour moi de te donner quelque chose de perso. Tu as été une amie très présente tout au long de cette triste histoire et je sais, te connaissant… que tu vas tenir ta parole, ta présence dans ma vie me sécurise beaucoup. Merci d'être là.

Dans l'après-midi, Jolyane est allée sur le site de Thomas Sabo pour commander à chacune de ses amies un bracelet de cuir noir et un pendentif en argent. En forme d'ange. Ce serait leur cadeau de Noël.

Elle savait qu'elle ne serait pas là pour les leur remettre, Martin allait s'en charger. Elle a préparé une carte pour chacune, a écrit un petit mot personnalisé à l'intérieur. Elle n'avait plus de force pour les deux dernières, Martin a écrit pour elle.

Jolyane et Martin se sont collés dans le lit, ça faisait une éternité.

La nuit d'avant, Mathias avait dormi avec sa maman. Quand il est parti, elle lui a écrit, dans son précieux calepin :

T'es trop drôle le matin, p'tit homme, tu placotes beaucoup et tu as tellement d'énergie… de la belle affection à donner aussi, des bisous, des colleux, tu aimes chatouiller…

Jolyane pensait à Noël :

Hier, en soirée, mes amies vous ont apporté des cadeaux, des livres, car vous adorez cela. Mais aussi une pensée spéciale pour notre arbre de Noël… oui, Noël sans maman, ça me rend si triste. Elles ont acheté une étoile décorative Swarovski, une étoile qui ornera l'arbre de Noël chaque année, une étoile qui représente maman qui sera toujours avec vous…

Jolyane cherchait une façon de marquer sa présence pendant le temps des fêtes, ses amies avaient pensé à cette étoile en cristal. Elles avaient visé dans le mille. Elles la lui avaient offerte comme cadeau de mariage.

Le 13 novembre, Martin a donné un bain à Jolyane, comme il faisait tous les jours. Il l'a dévêtue tranquillement, leurs regards se sont croisés. Un mélange d'amour et de désir.

Ils ont fait l'amour.

Martin a caressé longtemps Jolyane. Il passait sa main sur sa poitrine, sur son seul sein, l'embrassait tendrement dans le cou. Sous ses doigts, les os de la cage thoracique étaient des chapelets de tumeurs. Jolyane aussi caressait son homme. Elle s'arrêtait pour tousser.

La porte de la salle de bain ne se verrouillait pas, Martin l'a tenue fermée avec son bras. Ils ont rigolé, ont oublié pendant quelques minutes que la mort les attendait, derrière la porte ou de l'autre côté de la nuit. Encore plus amoureux.

Ils ne savaient pas que c'était la dernière fois.

Jolyane n'a jamais arrêté de sourire. C'est l'image qu'elle voulait laisser à Martin, à ses enfants, à ses parents et à ses amis. Le cancer lui a pris un sein, elle allait garder son sourire jusqu'à la fin.

Martin l'a filmée pendant qu'elle s'amusait avec ses deux garçons, qu'elle chantait avec eux des chansons, qu'elle les taquinait un peu. Quand Nicolas lui a dit : «Je t'aime gros comme la lune.»

La caméra était toujours à portée de la main, Jolyane voulait laisser le plus de souvenirs possible d'elle.

Elle déployait des efforts presque surhumains pour arriver à créer ces moments. Juste pour s'accroupir, elle souffrait le martyre.

Elle ne se contentait pas de s'accroupir, elle poussait l'audace jusqu'à faire des petites steppettes avec Mathi et Nico.

Elle riait.

Ginette est passée le 14 novembre, elle a passé un bon moment seule avec sa fille.

— Maman, j'ai tout préparé.

— Ça sera plus facile pour Martin.

— Je vais te dire où sont les choses, au cas où il oublierait. Il y a une boîte dans le garde-robe, c'est écrit « boîte de décès » dessus. En dedans, j'ai mis les papiers pour les assurances, les formulaires, le testament et une liste de numéros de téléphone qui pourraient être utiles. J'ai essayé de penser à tout, j'ai fait mon possible.

— On va s'arranger.

— Mes bijoux, tu peux les donner à mes amies. Mes vêtements aussi.

— Je vais m'en occuper.

— Il y a Maëlle aussi, j'aimerais ça que tu me remplaces comme marraine. J'aimerais que tu continues à lui donner des cadeaux à sa fête, à Noël, que tu soulignes les moments importants.

— Promis.

La nuit du 14 au 15 a été pénible, l'air n'arrivait plus à trouver son chemin à travers les sécrétions. Jolyane s'étouffait, n'arrivait pas à reprendre son souffle. Son corps l'abandonnait.

Martin n'a pas dormi de la nuit.

Il devait laisser partir Jolyane.

Le soleil a fini par se pointer. Martin s'est assis sur le bord du lit. Lui et Jolyane se sont regardés longuement, une trentaine de minutes, le regard de l'un perdu dans le regard de l'autre.

Le silence était lourd, Martin l'a brisé.

— Jolyane, je pense que tu t'es assez battue.

— Je sais…

— Je crois qu'il est temps que tu partes.

Jolyane s'est mise à pleurer, elle savait qu'elle était arrivée au bout de sa vie, que le moment était venu.

— Je suis tellement contente que tu me permettes de m'en aller, je suis vraiment au bout de mes forces.

— Je crois que tu as assez souffert.

— Je crois aussi.

Ils se sont fait une dernière étreinte, ont échangé un dernier baiser. Martin est allé voir le médecin.

— Jolyane est prête pour la sédation palliative.

Jolyane avait demandé à Ge Cool de passer la voir ce soir-là, elle ne pourrait pas la recevoir. Elle est tombée sur le répondeur :

Allô darling, c'est moi. Je t'appelais juste pour te dire que je suis désolée pour ce soir, on ne pourra pas se voir, je ne suis vraiment plus capable. Ça va bien aller, mais j'ai peur. La douleur est là, c'est épuisant. Je voulais juste te dire que je t'aime, j'ai pas d'autre chose à te dire…

Elle a ravalé ses sanglots.

Tu vas me manquer, OK? Je vais toujours, toujours, toujours être là, dans tes pensées, dans ton cœur. Je pense toujours fort à toi, pis… c'est ça. Je t'aime fort, prends bien soin de toi, pense positif, pis moi, je vais essayer de t'aider du mieux que je peux. Bon, bien, je t'aime fort. Bye.

Geneviève a rappelé tout de suite quand elle a vu qu'elle avait manqué l'appel de Jolyane :

— Ils vont m'endormir. Je ne suis vraiment plus capable.

— Vas-y, Jolyane, c'est la chose à faire.

— Mais je ne veux tellement pas partir…

— *Go*, Jolyane, tu es rendue là…

Ni l'une ni l'autre ne voulait raccrocher, il y avait un caractère définitif à ce geste, mille fois posé. Raccrocher le téléphone, cette fois, c'était mettre un terme, au sens propre. Geneviève a mis fin à la conversation. Elle a pleuré, Jolyane aussi, chacune de leur côté.

Jolyane portait sa petite camisole grise, un bandeau noir tirait ses cheveux vers l'arrière. Elle s'était mis du mascara, du crayon noir autour des yeux, du brillant sur les lèvres. Elle a demandé à Martin de sortir la caméra une dernière fois :

Allô mes petits bébés d'amour, c'est maman. Si maman filme aujourd'hui, c'est parce qu'elle est fatiguée, qu'elle a demandé aux docteurs de lui faire faire dodo plus longtemps, parce qu'elle est très, très, très, très, très fatiguée, elle est épuisée, elle ne respire pas beaucoup, elle aimerait ça faire dodo plus. Mais, elle vous aime gros comme la lune…

Elle a fait une grosse lune avec ses bras par-dessus sa tête, en envoyant des bisous soufflés :

Hein, Nicolas, t'es capable de le dire maintenant, gros comme la lune… Et Mathias, tu le sais, tu l'as toujours su dans ton cœur, maman t'aime gros, gros, gros. Si vous saviez à quel point je ne veux pas partir, que je vous aime, mais que je le fais parce que je ne suis plus capable.

Vous êtes mes petits bébés en or, je vous aime très, très fort. Sachez que toute ma vie, je vais être fière de vous et je vais veiller sur vous et que je vais toujours être là, OK?

Et n'oubliez pas que je vais toujours être une étoile, je vais toujours être au-dessus de la maison pour veiller sur vous. Elle va toujours être là, elle va toujours s'assurer que vous allez bien, pis qu'il n'y ait rien qui vous arrive parce que je vais être une étoile, avec vous, dans votre cœur.

Elle a fait des gros becs soufflés. Puis, elle a haussé les épaules, comme on fait quand il n'y a plus rien à dire.

Martin a fermé la caméra, il a pris Jolyane dans ses bras. Ils ont pleuré.

Martin avait une dernière mission à remplir : aller capter des images de cette maison qu'elle avait imaginée, qu'elle n'habiterait pas. Les travaux ont été réalisés à une vitesse fulgurante, il fallait faire plus vite que le cancer. Ils se sont croisés à la ligne d'arrivée.

Il s'est précipité à Saint-Nicolas, a filmé la maison sous tous ses angles, il ne restait aucune trace de ce bungalow orange et jaune, devenu à la fois moderne et classique.

Elle ne jurait plus avec les autres maisons du quartier.

Pendant ce temps-là, Jolyane a sorti son calepin rose, une ultime fois :

Aujourd'hui, c'est une grosse décision entre moi et votre papa… je vais lui céder le crayon, je ne vais plus très bien, j'ai une sonde en place, mes analgésiques sont toujours augmentés, ma vie bascule rapidement… il va prendre la relève…

Je vous aime si fort !!! Mes 3 hommes adorés.

Elle a écrit la dernière phrase en grosses lettres, avec deux gros cœurs.

Jolyane a écrit une dernière fois à ses amies, pour leur dire au revoir, leur donner rendez-vous dans une autre vie. Qui sait?

Ding! À 11 h 33, le téléphone de Jessie lui indiquait qu'elle avait reçu un message. C'était Jolyane:

> *Au revoir ma belle amie! On se revoit au ciel! Viens me faire des coucous le plus souvent possible! Tu vas beaucoup me manquer! Merci d'avoir fait partie de ma vie! Repose-toi ma chérie! Je t'aime tellement!*

Jolyane est allée une toute dernière fois sur Facebook, a envoyé un petit cœur rose sur le groupe fermé du Seven: ♥.

Martin est arrivé dans la chambre avec la caméra, Jolyane était en train de basculer. Il lui a montré les images, elle a souri. Ses paupières se sont fermées sur ses yeux noirs.

Il était passé midi, elle venait de recevoir le protocole de sédation palliative. Martin lui a pris la main, il la tiendrait jusqu'à son dernier souffle, quand le cœur allait cesser de battre. Dans deux heures, dans 15 heures, dans deux jours, ce n'est jamais pareil.

Jolyane a vécu pendant 28 heures, sans boire, ni manger. Martin l'a veillée, lui a mis du baume à lèvres, elles étaient si sèches. Et puis, Jolyane aimait tellement le baume à lèvres, celui-là en particulier, à l'orange et à la mangue.

— Jolyane, est-ce que tu m'entends?

Elle a fait oui avec sa tête.

— Est-ce que tu souffres?

Elle a fait oui avec sa tête.

Elle n'était pas censée entendre, ni souffrir. Elle devait ne rien sentir jusqu'à ce que son cœur s'arrête. Chaque cas est unique, il arrive que des patients demandent à être endormis pour quelques jours, pour ensuite émerger de ce sommeil artificiel et vivre encore un peu. Jolyane, elle, ne devait plus se réveiller.

Martin ne voulait pas penser à ça. Il ne voulait penser à rien, il n'y arrivait pas. Il pensait à tout ce qu'il avait rêvé de faire avec Jolyane. Un mot, en boucle : pourquoi ? Il s'était posé la question des centaines de fois, n'avait jamais trouvé la réponse. Il n'en trouverait jamais.

Dans la chambre, on n'entendait plus que la respiration de Jolyane. Des râles, plus qu'une respiration, c'était le son lourd et lugubre d'une agonie. Martin n'en pouvait plus.

La mort allait arriver, maintenant, dans 20 minutes, demain. Il n'y avait qu'une certitude, maintenant, c'est qu'il allait arriver, ce moment que Jolyane a essayé de repousser tant qu'elle a pu. Elle aurait tellement voulu se rendre à Noël.

Martin a passé la nuit au chevet de sa belle endormie. Elle avait la bouche tellement sèche, il tentait de l'humecter avec un coton-tige. Doucement, avec amour, il lui brossait les cheveux, lui lavait le visage, l'embrassait. Il était si fatigué. Il veillait son amoureuse depuis plus de 24 heures, elle devait mourir. Maintenant.

Le calvaire avait assez duré. À chaque respiration, il espérait que ce soit la dernière, que Jolyane puisse enfin aller rejoindre cette étoile, qu'elle quitte ce corps foutu, pourri.

Martin a sorti le calepin rose. 15 novembre :

> *Votre maman dort depuis midi. Elle s'est battue jusqu'au dernier souffle pour être avec nous le plus longtemps possible. Les médecins*

n'ont jamais vu une jeune femme être aussi forte contre une maladie aussi puissante et malicieuse.

Le lendemain, au milieu de l'après-midi, les respirations se sont espacées, la poitrine de Jolyane ne se soulevait pratiquement plus.

Elle ne réagissait plus.

Ils étaient une dizaine autour d'elle. Son frère Sylvain, ses parents, Ginette et Roger, Martin et ses deux sœurs, Barbara et Annie, leurs parents, Diane et Germain. Annie tenait dans ses bras sa petite Chloé, née cinq jours plus tôt. Ils restaient là, en silence, à souhaiter que les respirations s'arrêtent, que l'agonie cesse.

C'était dans l'ordre des choses, maintenant.

Sylvain avait peine à y croire. Sa sœur avait un caractère si fort, elle arrivait toujours à ses fins.

Cette fois, elle arrivait à sa fin.

LE DERNIER SOUFFLE

Mathias et Nicolas étaient au défilé du père Noël avec Jessie et d'autres amies avec leurs enfants.

Ils étaient une dizaine sur le bord de la rue Saint-Joseph à attendre les premiers chars allégoriques. Ils ont attendu, attendu. Le défilé tardait, un incendie dans le quartier Saint-Roch avait retardé le départ.

Mathias, plus que les autres enfants, avait hâte de voir le père Noël, le vrai, à qui il avait peut-être demandé que sa mère ne devienne pas une étoile. C'était la chose qu'il souhaitait plus que tout, que sa mère reste avec lui, en chair et en os.

Jessie avait constamment la main sur son téléphone, il pouvait sonner à tout moment. Martin allait l'avertir quand Jolyane partirait, elle devrait alors emmener les enfants avec elle à Michel-Sarrazin. Elle ne voulait pas manquer l'appel. Elle voulait, surtout, qu'il n'arrive pas avant le père Noël.

Les chars allégoriques se sont mis à défiler. La noirceur tombait, la lune était presque pleine. Le temps passait, toujours pas de nouvelles de Martin ni du père Noël. Puis, Jessie a vu le père Noël, un coin de rue plus loin. Elle a regardé le ciel en souriant.

Le gros bonhomme rouge est finalement passé, il était 16 h 30, il s'est arrêté directement en face de Mathias. L'enfant était debout, figé. Il le regardait fixement, comme il ne l'avait jamais fait avant. Il est resté figé, sans broncher. Le char s'est remis en branle.

À ce même moment, Martin s'est approché de Jolyane.

— Joly, ma belle Joly, tu peux partir en paix maintenant. T'as une belle maison, une belle famille, tu peux partir la tête haute. Je vais m'occuper de nos enfants. Je vais faire en sorte que tout l'amour que tu as pour eux reste dans leur cœur à jamais.

Elle est morte sur «jamais». Il était 16 h 33.

Jolyane ne souffrait plus, ne luttait plus. Ginette n'entendait plus le bruit sinistre de la respiration de sa fille. Il y avait dans le silence une libération, un soulagement. Presque une plénitude. Elle s'est penchée sur sa fille, a retiré ses bijoux, ce bracelet qu'elle aimait tant, avec ces trois précieuses breloques, deux bottines bleues, un ruban rose.

Le père Noël a salué Mathias de la main, il est reparti. Le téléphone de Jessie a vibré, il était 16 h 34. Un texto:

Tu peux venir, Jolyane est partie.

Jolyane venait de mourir, comme si elle avait attendu que Mathias voie le père Noël avant. Jessie s'est frayé un chemin à travers la foule désordonnée. Elle pressait le pas dans la cohue, elle aurait plutôt voulu ralentir, arrêter le temps. Elle aurait voulu mettre la vie sur pause, à 16 h 32, quand le père Noël était là. Quand Jolyane était là.

Elle aurait voulu s'arrêter dans un café, commander trois chocolats chauds avec de la crème fouettée dessus. Elle aurait voulu n'importe quoi, même faire une crevaison en chemin.

Mathias et Nicolas étaient allés plusieurs fois déjà à Michel-Sarrazin, cette fois-là n'avait pas l'air différente des autres avant. Mathias parlait du père Noël, refaisait sa liste de cadeaux. Jessie pleurait, elle essuyait ses larmes pour ne pas faire d'accident.

Martin a enlevé la robe de Jolyane, sa belle robe noire. Elle voulait être belle pour partir.

Une dame est arrivée avec du café.

Avec l'aide d'une infirmière, Ginette a lavé sa Jolyane pour une dernière fois, elle l'a coiffée, a refait son maquillage. On l'a emmenée dans un petit salon, pour un dernier adieu.

Mathias et Nicolas sont arrivés. Ils ont couru comme d'habitude vers la chambre de leur maman, elle n'y était plus. Ils ne comprenaient pas ce qui se passait, pourquoi cette lenteur, ce silence, cette lourdeur. Pourquoi personne ne voulait jouer avec eux.

Martin a pris Nicolas dans ses bras, Mathias par la main, il a marché vers ce petit salon où les attendait leur maman. Jolyane ne bougeait plus, ne riait plus, ne souriait même plus.

Elle avait les yeux fermés, la bouche entrouverte.

Dans le salon, Nicolas sautait partout, il touchait sa mère en riant, comme il l'avait fait deux jours plus tôt. Sauf que cette fois, elle ne réagissait pas. Ses yeux restaient fermés.

Mathias regardait Jolyane, il était fâché.

— Maman, ferme ta bouche!

Il est allé dans le coin, à l'écart. Du haut de ses quatre ans et demi, il se sentait abandonné par sa mère, sa mère qui avait tellement joué avec lui, qui l'avait trimballé partout. Sa mère qui lui avait dit tellement souvent «je t'aime», qui lui avait promis de veiller sur lui.

Il refusait qu'elle ne soit plus là, pour de vrai.

Il ne pouvait pas concevoir qu'elle ne serait plus jamais avec lui. Sa maman allait revenir, elle revenait toujours. Elle allait se reposer et se refaire des forces et revenir à la maison, comme elle l'avait fait si souvent depuis un an et demi. Elle allait finir par s'ennuyer toute seule sur son étoile.

Sa place était avec lui, pas dans le ciel.

Mathias ne comprenait pas tout, mais il voyait bien papa et Mamie qui pleuraient, pas comme d'habitude. Il voyait bien que les gens ne lui parlaient pas pareil, que leur sourire était triste.

— Tu te souviens, Mathi, quand maman t'a expliqué que son corps allait arrêter de fonctionner?

Ils sont restés une heure dans le petit salon, avec Jolyane, belle comme toujours. Même morte, elle était magnifique. Même si elle ne souriait plus. Qu'elle ne sourirait plus jamais. Elle avait rejoint les statistiques, elle était une parmi les 61 000 Québécois morts en 2013, le tiers à cause du cancer.

Un des 61 000 deuils qui commençait.

Le compteur s'était remis à zéro. On y était, à la mort, ce moment où tout arrête et à partir duquel, inévitablement, il faut continuer à avancer. Avancer en regardant derrière, en ne voyant rien devant, si ce n'est une grosse boîte de mouchoirs.

Ginette pleurait sa fille. Pour la première fois, elle a rebranché le canal des émotions, s'est permis d'avoir mal, de souffrir. De réaliser la douleur qu'elle ressentait.

Le présent faisait mal. Martin est sorti à l'extérieur, il avait l'impression qu'il allait exploser, ou imploser, il avait le goût de tout démolir sur son chemin. Il ne voulait pas être en train de vivre ça. Il avait perdu.

Martin a appelé la maison funéraire. Il avait le numéro à portée de la main, avait répété dans sa tête ce qui se passerait après.

— C'est beau, vous pouvez venir la chercher.

Martin est retourné chez lui, il s'est assis dans le divan, sonné. Jolyane était partie, elle ne reviendrait plus. Elle n'habiterait pas dans cette maison qu'elle a imaginée, elle n'y remettrait jamais les pieds.

Jamais.

De retour à la maison, Ginette est allée dans la petite chambre bleue, s'est assise sur le lit qu'elle avait préparé pour le retour de Jolyane. Il fallait le défaire maintenant, ranger les oreillers et l'humidificateur. Ginette et Roger l'ont défait, en pleurant.

Avoir su, Ginette n'aurait pas lavé les taies d'oreillers, n'aurait pas effacé l'odeur de Jolyane.

Le lendemain de la mort de leur fille, Ginette et Roger gardaient Mathias et Nicolas, ils ne tenaient pas en place. Mathias a pris sur la commode un foulard que portait Jolyane.

— Sens ça, Nicolas, ça sent maman !

Nicolas a fourré son nez dans le foulard sans vraiment comprendre ce que Mathias voulait dire. Il trouvait que ça sentait bon, ça lui chatouillait le bout du nez, il trouvait ça drôle. Il riait. Nicolas riait toujours.

Ginette est descendue au sous-sol, a monté deux grosses boîtes en carton remplies de décorations de Noël. Ils ont installé les lumières dans le gros sapin devant la maison. Il faisait noir de bonne heure.

Novembre.

Jolyane était morte en novembre, pendant le mois des morts. Un mois sinistre, où les arbres perdent leurs feuilles, où les pluies sont froides, où elles menacent de tomber en neige. Jolyane était de type juillet.

Quelques jours plus tard, rendez-vous au salon funéraire avec Mathias et Nicolas, la famille proche, des filles du Seven. Une exposition privée, troublante, Jolyane allait être conduite au four crématoire. Dans une boîte de carton.

De plus en plus de proches se prévalent de cette possibilité de voir la dépouille et d'accompagner le corps à la crémation. Martin y tenait, pour Mathias et Nicolas. On lui avait dit qu'ils devaient voir une dernière fois leur mère morte, toucher sa peau froide. Savoir qu'elle ne se réveillera jamais, que la Belle au bois dormant, c'est juste une histoire.

— Karine, touche à ma maman !

— …

— Elle est belle, elle est froide… Allez, touche-la !

Karine a caressé le visage de son amie.

Les enfants ont fait plein de dessins sur la boîte de carton, le petit Nicolas a barbouillé avec du rouge, du bleu et du jaune. Mathias a dessiné plein d'étoiles partout. En noir.

Mathias et Nicolas tenaient dans leurs menottes un petit sac. À l'intérieur, des cadeaux pour leur maman. Mathias avait apporté deux oursons en peluche et un dessin qu'il avait fait de la famille. Nicolas lui a donné des biscuits.

Cela fait partie du rituel, chacun peut déposer dans la boîte un objet. Ginette a déposé une rose blanche, une coupe de vin, des bijoux et quelques revues à potins. Ses amies ont écrit des messages autour de la boîte, «à la prochaine», «je t'aime», «tu vas nous manquer». Elles ont déposé des photos.

Ge Cool lui a donné un bec sur le front, lui a susurré à l'oreille :

À bientôt, je t'aime, je vais tenir nos promesses…

Martin a serré Jolyane tendrement par les épaules. Il a pris ses mains dans les siennes, l'a couverte de baisers. Il l'a caressée comme si c'était une poupée de porcelaine. Dans la boîte, amoureusement, il a déposé sa bague de fiançailles. Il pleurait.

Ils ont quitté la pièce, se sont retournés une dernière fois pour voir Jolyane.

— Je veux encore voir maman !

Ils ont fait demi-tour, Mathias s'est approché de Jolyane. Il l'a regardée sans broncher pendant de longues minutes. Martin a pris Nicolas dans ses bras, pour qu'il puisse aussi la voir.

— Maman ! Maman !

Ils sont sortis une deuxième fois, se sont encore retournés pour enregistrer d'ultimes souvenirs de son visage. La porte s'est refermée, Jolyane est partie dans le feu.

Ça y était, Martin était veuf. À 35 ans. Il vivait sa plus grande peine d'amour, mais l'amour n'était pas mort. La seule chose qu'il pouvait garder vivante, c'était son souvenir.

Quand Ge Cool est revenue chez elle, elle a allumé la grosse chandelle que Jolyane lui avait donnée quand elle avait pendu la crémaillère dans son condo. Geneviève gardait sa chandelle allumée depuis que Jolyane était morte.

Elle regardait la flamme danser dans le noir.

APRÈS

Ding, dong!

À la porte, trois amis de Martin, avec une caisse de 24, une bouteille de rhum.

— On s'est dit que ça te ferait du bien…

Ils ont passé la soirée à parler de Jolyane, à pleurer, ils ont réussi à rire, à faire semblant du moins. Martin a raconté les derniers moments avec son amoureuse, comment il lui avait tenu la main, pendant 28 heures, comment elle était partie, tout doucement.

— C'était presque un beau moment…

Martin ne s'est jamais aperçu que ses amis étaient partis. Il a fini par s'endormir, exténué, aviné. Il s'est réveillé assis sur le divan, dans la position qu'il avait conservée toute la soirée. Habillé comme la veille, peut-être comme l'avant-veille, il ne savait plus.

Il a recommencé à pleurer. S'est dit que ça ne pouvait pas durer des heures comme ça. Il a regardé autour de lui, la maison était sens dessus dessous, de la poussière partout, du bran de scie jusque dans les entrailles de ses neuf guitares.

Il était incapable de rester seul.

— Ginette, je m'en viens.

— OK.

Les gars étaient chez Ginette depuis presque un mois. Ils engouffraient des muffins de Mamie, c'était assez pour leur redonner le sourire. Mathias voyait bien que sa mère n'y était plus, il l'imaginait déjà sur son étoile.

Il ne parlait pas.

Personne n'irait à Michel-Sarrazin ce jour-là, ni les autres qui suivraient. Ils n'auraient pas de nouvelles des médecins, n'allaient plus s'inquiéter de Jolyane, si elle souffrait, où les métastases étaient rendues. Tout ça était fini.

Martin était dévasté. La vie continuait autour de lui alors que la sienne s'était arrêtée. Il regardait ses enfants, sa belle-mère, il se sentait à côté de leur vie, en marge. Il était un zombie, un mort-vivant. Plutôt un vivant mort en dedans.

Chez lui, l'équipe de Chantal Lacroix s'affairait à remettre de l'ordre, à effacer les traces de son passage. Les travaux s'étaient achevés sur les chapeaux de roue, il y avait de la poussière partout. Qu'à cela ne tienne, Martin voulait retrouver sa maison. Il a appelé Anick, de l'équipe de production.

— Est-ce que je peux revenir chez moi ?

— C'est vraiment le bordel, ta sœur Barbara vient d'arriver pour nous aider.

— Ma sœur est là ?

— Oui.

— Pouvez-vous vous en aller s'il-vous-plaît, j'ai besoin d'être chez moi. On s'occupera du ménage plus tard.

— Oui, évidemment. On est désolé pour toi. Tu peux compter sur nous à n'importe quel moment, d'accord ?

— D'accord.

Martin s'est précipité chez lui où l'attendait Barbara. Il a explosé, s'est liquéfié. Pour la première fois, il se laissait submerger par l'émotion, par les émotions, à la fois de la tristesse, de l'incompréhension, de la colère.

Barbara restait là à l'écouter, sans rien dire. Comme Jolyane, elle savait écouter, il y avait comme une empathie dans son silence, dans son regard. Elle restait calme, posée. Elle était la confidente de Martin, il pouvait tout lui dire, elle ne le jugerait pas.

— C'est tellement dur, Barbara, tellement…

Mathias et Nicolas habitaient encore chez Ginette et Roger, le temps de faire le ménage de la maison. Le temps aussi que Martin retombe sur ses pieds. Ses amis étaient là pour lui remonter le moral, essayer du moins, pour lui donner un coup de main aussi.

Martin ne savait pas par où commencer, par quel bout prendre sa peine, sa colère. Il savait bien que ce moment-là était pour arriver, il pensait s'être fait à l'idée. Il ne pouvait pas se faire à cette idée.

Martin est allé fouiller dans la garde-robe de la chambre, il a sorti une boîte en carton. Jolyane lui avait indiqué où elle l'avait mise, en lui faisant promettre d'attendre avant de l'ouvrir. Il l'a vite trouvée : « boîte de décès ». Jolyane avait tout préparé, elle avait mis de l'ordre dans ses papiers, ses assurances, son testament.

Elle avait tant pleuré en la préparant. Martin a fait pareil en regardant dedans.

Il fallait s'occuper de la paperasse maintenant, des formalités, des assurances, du certificat de décès. Et des funérailles. Trois semaines avant, il organisait son mariage avec Jolyane. Ça faisait beaucoup pour un seul homme.

Le lendemain du décès, son amie Mélissa a réuni en photos Jolyane et la bande des sept. Elles se croyaient inséparables. Dans leurs cartes de fête, elles écrivaient souvent «amie pour la vie». Mélissa ne pouvait pas croire que Jolyane était partie.

En haut à gauche du montage, en gros, la photo où Jolyane fait du yoga sur la plage au Mexique, quand le ciel s'est ouvert au-dessus d'elle. À droite et en bas de cette image, sept photos. Jolyane et chacune de ses amies du Seven.

Mélissa a écrit ce message:

> *Merci ma belle Joly. Merci pour ton amitié et les beaux souvenirs que nous en garderons. Ton rire particulier et unique si contagieux me manquera. Tu as été forte et courageuse ma belle amie. Je suis si fière de toi. Repose-toi maintenant. Je t'aime tant.*

C'était tout ce qui restait de Jolyane: des photos. Des dizaines de photos, des sourires, des fous rires, des soirées bien arrosées. Ses amies ne les regarderaient plus jamais pareil. Il y aura toujours, en regardant ces clichés, de la nostalgie.

De la colère aussi.

Sur la page Facebook de Jolyane, ses quelque 700 amis ont continué à lui envoyer des messages, comme si elle allait les lire, comme si elle était à l'autre bout de l'écran, du clavier, et qu'elle répondrait comme avant. Avec un petit cœur rose à la fin de chaque message.

Des collègues et des amis proches ont mis des photos du bon vieux temps, qui n'était pas si loin que ça. Des photos de l'époque où Jolyane se teignait en blonde, d'autres de cette soirée mémorable où ils avaient loué une limousine. Ge Cool fêtait ses 30 ans.

Le 12 décembre, Geneviève est allée voir ses trois hommes :

> *Ce soir, j'étais avec tes hommes chez toi, sans toi… J'ai inondé tes petits loups d'amour et d'un peu de chocolat. J'ai tellement pensé à toi en allant les border et à chaque bisou/caresse. Mathi m'a demandé de chanter Petit papa Noël, j'espère que tu n'as pas trop eu mal aux oreilles !*

> *Je t'aime et je pense fort à toi ma chum xxx*

Spontanément, des amis se sont mobilisés pour prendre le relais de Jolyane, pour donner un coup de pouce à Martin, qui devenait, du jour au lendemain, le seul soutien de la famille.

Jolyane avait préparé le terrain, celui-là aussi, elle avait demandé à tous ceux qui viendraient à ses funérailles de donner un petit quelque chose pour les études de Mathias et Nicolas. Elle avait fait une boîte pour ça, à côté de celle où déposer les souvenirs.

Une boîte pour le passé, une autre pour le futur. C'était sa façon à elle de dire : « Veuillez compenser l'envoi de fleurs par un don pour les études de mes enfants. » Il y avait des fleurs aussi. Toutes blanches.

La boîte était remplie à ras bord de dons pour les REEE de Mathias et Nicolas, en tout 4 000 $.

D'autres amis, Marie-Christine Gauthier, Hugo Neveu et Christian Laflamme, ont eu l'idée de fabriquer des chandails de sport en souvenir de Jolyane, un modèle pour les hommes, un autre pour les femmes. Ils ont fait écrire dessus une phrase toute simple : « Pour toi Jolyane, 1982-2013. » Plus de 6 000 $ ont été amassés, pour les enfants.

Le copain d'une amie de Jolyane, Martin Michaud, avait pris l'habitude de recueillir de l'argent pour le cancer depuis des années, il avait le goût de faire son défi à lui, de choisir à qui il donnerait l'argent.

Il a écrit à Martin, lui a offert de pédaler à la mémoire de Jolyane, il allait parcourir avec des amis 1 000 kilomètres en cinq jours. Le « 1000.5 ». Il a remis un peu plus de 3 000 $, pour Mathi et Nico.

Martin recevait des centaines de messages de toutes parts, il était littéralement bombardé de condoléances. C'était un cruel retour d'ascenseur pour tout ce que Jolyane avait donné.

De son vivant.

Martin a essayé de reprendre le train-train quotidien, il n'avait pas vraiment le choix. Il devait, surtout, s'occuper de la maison. Il fallait y disposer tous les objets que Jolyane avait achetés au fil des mois. Elle avait laissé une liste, chaque chose avait sa place, enfin presque.

1. Le gros miroir gris, dans l'entrée
2. Le pot de fleurs en cristal, sur le meuble de la cuisine
3. La petite tablette en bois laqué, au-dessus de la télé
4. Les trois plantes en plastique, sur la petite tablette
5. Le jeté jaune, sur le fauteuil noir

Il arrivait que Martin tombe sur un objet sans savoir où elle avait prévu le placer. Comme la grosse lampe grise, en forme de boule.

—Jolyane, ça va où, ça ?

— …

— Ici ?

— …

— Là ?

— …

— Je vais la mettre ici, ça va ?

Martin l'a déposée sur le petit meuble dans l'entrée, à côté du téléviseur. Il n'a jamais été doué pour la déco.

Il fallait aussi préparer le terrain pour l'hiver, ramasser les feuilles, ranger le barbecue dans la remise. Enlever les décorations d'Halloween, installer celles de Noël. Un ami lui a offert d'aller faire changer ses pneus pour l'hiver.

La vie continuait. Sans Jolyane.

Chaque matin, Martin allait reconduire Mathias et Nicolas à la garderie, il ne l'avait pas fait depuis si longtemps. Il avait passé les trois dernières semaines au chevet de Jolyane. Une éternité.

Il reprenait sa routine, à une différence près. Jolyane n'était plus dans la maison, même pas couchée. On ne l'entendait plus tousser, ni râler, ni rire. Elle n'était plus là.

Elle était partout en même temps. Son odeur, ses photos, sa brosse à dents. Ses vêtements dans la penderie dont il faudrait bien faire quelque chose un jour. Jolyane avait demandé à Martin de les donner à ses amies, cette robe-là à Mélissa, cette autre à Geneviève.

Martin n'était même pas capable de regarder dans la penderie. Il revoyait Jolyane, le plaisir qu'elle avait à choisir ses vêtements pour sortir avec les filles. Les heures qu'elle passait dans la salle de bain à se maquiller, à se coiffer, à se faire une beauté.

Elle avait toujours fait ça, même avant de rencontrer Martin, quand elle sortait avec ses amies, lorsque Jessica allait chez elle et qu'elles s'arrangeaient pendant des heures, qu'elles se regardaient dans le miroir, qu'elles y testaient l'effet de leurs yeux.

Quand elles étaient satisfaites du résultat, elles montaient dans la vieille Civic noire de Jolyane.

Le miroir.

Martin passait aussi des heures devant ce miroir de la salle de bain, devant lequel Jolyane s'est vue dépérir, maigrir. Des heures à scruter ce ridicule duvet qui repoussait trop lentement sur son crâne, cette poitrine mutilée. Quelle espèce de femme était-elle devenue ?

Était-elle encore une femme ?

Pas celle qu'elle était. Pas celle qu'elle avait rêvé de devenir. Elle avait passé des heures à se couvrir de fond de teint pour masquer son teint blafard, verdâtre, ses cernes cadavériques. Elle portait une attention toute spéciale à ses yeux, à ses lèvres.

Après, elle faisait comme avant : elle souriait devant le miroir en faisant de beaux yeux. Et elle montait dans le ring.

Quelques jours après son décès, Martin a mis sur la table près de l'escalier une photo de Jolyane, la plus belle, du temps où Ti-B avait ses deux beaux seins, ses grands cheveux noirs. Du temps où l'avenir devant elle n'était pas un cul-de-sac.

Avant de partir, chaque matin, Nicolas et Mathias donnaient un bisou à une photo de leur maman. Mathias lui souhaitait «bonne journée».

Le facteur est passé un matin de décembre avec un colis. À l'intérieur, les bracelets Thomas Sabo, ils arrivaient juste à temps, Noël était dans deux semaines. Jolyane avait donné à Martin les instructions, il fallait accrocher le pendentif au bracelet, faire un bel emballage. Ne pas oublier la carte. Il y avait tant de choses à faire, les bracelets attendraient.

Martin avait peur de ne pas être à la hauteur, il devait élever ses deux enfants tout seul maintenant, voir à ce qu'ils ne manquent de rien, à ce qu'ils aient confiance en eux, à ce qu'ils deviennent de grands garçons, des adultes. Jolyane aurait réussi, elle.

Toujours cette question : pourquoi ?

Pourquoi ce cancer ? Pourquoi cette mort ? Pourquoi Mathias et Nicolas devaient-ils grandir sans leur maman ?

Pourquoi n'avaient-ils pas analysé cette petite bosse plus tôt, quand elle était grosse comme une tête d'épingle ?

Pourquoi avoir attendu qu'elle ait la taille d'un kiwi pour commencer la chimiothérapie ?

Pourquoi ne pas avoir enlevé ce sein avant ?

Pourquoi ne pas avoir passé des tests quand Jolyane s'inquiétait, après sa rémission ?

Est-ce que l'histoire aurait fini de la même façon ?

Est-ce que Jolyane serait là, ce matin, pour conduire les enfants ?

Ginette continuait à vivre comme un robot, comme elle faisait depuis si longtemps maintenant. Elle continuait à faire la navette avec les enfants, entre chez elle et chez Martin. Un jour, en voiture, Mathias a posé cette question :

— Mamie, est-ce qu'un jour je vais avoir une autre maman ?

— …

— Hein, Mamie ?

— Dans la vie, nous n'avons qu'une seule maman.

— Juste une ? Je trouve ça plate, moi, de ne pas avoir de maman.

— Mais un jour, Martin aura une autre amoureuse, elle prendra soin de vous comme une maman.

Il y avait ce réveillon à planifier, toute cette popote à faire, les cadeaux à acheter pour les petits-enfants. Il fallait fêter, Jolyane aurait tellement aimé fêter Noël.

Martin s'est assis à la table, avec devant lui les bracelets, les cartes, les pendentifs. Il a fait pour chacune des sept amies de Jolyane un petit paquet, il savait que Jolyane aurait mieux réussi que lui. Il a fait son possible, c'est ce qu'il lui avait promis.

ADIEU

Pendant deux jours, au moins 1 000 personnes ont défilé au salon funéraire. La file s'étirait parfois jusqu'au dehors. Martin était dans un état second, anesthésié. Il ne pleurait pas. Il arrivait même à réconforter ceux qui fondaient en larmes devant lui.

Les funérailles ont eu lieu le 23 novembre. Il faisait froid. La salle était pleine à craquer, Isabelle était là, c'était le jour où elle aurait dû accoucher. Elle enterrait sa sœur.

L'urne blanche trônait au fond de la salle, entourée de dizaines de fleurs blanches, juste en dessous du grand écran sur lequel les photos défilaient. Les photos qu'avait choisies Jolyane il y a quelques mois à peine, quand elle imaginait ce moment-là, le moment où tous ses amis viendraient lui dire adieu et qu'elle ne serait plus là pour les entendre.

Les amis qui venaient la voir à l'hôpital partaient en lui disant «à la prochaine». Jamais «adieu». En lui souhaitant «bon courage» pour la suite. Pour la fin. On ne sait pas quoi dire à quelqu'un qui s'en va.

Ils ne savaient pas plus quoi dire aux funérailles, à part se rappeler les 400 coups que chacun avait faits avec Jolyane. Ses

217

années au Liquor Store. Tout le monde avait une histoire à raconter. On entendait rire.

Jolyane aurait aimé entendre ça, c'est ce qu'elle voulait, qu'on se souvienne d'elle quand elle était vivante, vraiment vivante. Pas comme à la fin, quand elle n'était que l'ombre d'elle-même.

Quand elle implosait, en souriant.

Le curé s'est avancé, celui-là même qui avait présidé le mariage 19 jours plus tôt à l'hôpital. Il a invité Martin à dire quelques mots. Martin ne savait pas s'il trouverait la force de le faire. Il s'en sentait capable. Il a sorti un petit bout de papier de sa poche.

Il avait griffonné des notes à Michel-Sarrazin pendant que Jolyane dormait :

> *Jolyane était une femme exceptionnelle… Elle aura fait de moi certainement un homme meilleur. C'était probablement mon destin de croiser son chemin et de devenir meilleur.*
>
> *Avant de mourir, Jolyane m'a dit que son destin à elle était d'avoir des enfants, une maison, des amis. Elle m'a dit combien elle avait aimé sa vie, qu'elle referait la même, malgré la fin.*
>
> *C'est maintenant à mon tour de faire de nos fils des hommes bons et passionnés par tous les petits détails de la vie, un don que leur mère leur aurait transmis naturellement. J'ai aimé cette femme, qui était mon âme sœur, et je l'aimerai jusqu'à ma mort. Merci de votre support et de prendre conscience que dans la vie, il faut simplement prendre le temps…*

Ses derniers mots se sont étouffés dans un sanglot.

Jessica Dumont-Nadeau, une grande amie d'enfance, a pris la parole :

Je pourrais vous relater les mille et une qualités de Jolyane, mais je préfère me concentrer sur celles que je considère des plus admirables : sa joie de vivre, sa grande générosité, sa sensibilité et son aisance à propager l'amour autour d'elle.

Je vais vous raconter une petite anecdote, question de vous faire rire, car je suis persuadée que c'est ce qu'elle aurait voulu que je fasse. On recule dans le temps, à nos 16 ans, Saint-Lambert Beach comme on aimait bien dire. Un soir, Jolyane m'appelle toute fière pour me dire qu'elle a une auto à sa disposition, et donc que nous pourrions aller faire un tour de machine à Lévis, gracieuseté de Ginette Fortier.

Nous sommes donc parties à l'aventure, et une fois près de Lévis, Jolyane a commencé à avoir l'air contrariée tout en me disant qu'elle sentait que la voiture n'avançait vraiment pas vite. C'est après notre inspection automobile féminine (ou inutile disons-le !) que nous nous sommes rendu compte que le brake à bras était soulevé, et ce, depuis notre départ de Saint-Lambert.

Ginette, je m'excuse car je ne crois pas que nous te l'avons dit. On l'a échappé cette fois-là, comme on dit si bien en bon québécois. En espérant que la voiture a survécu au choc !

Jolyane était une femme admirable, une très chère amie qui restera toujours avec moi en pensée, elle me manquera énormément. Je t'aime, ma belle et rayonnante amie.

Les filles du Seven se sont avancées au micro pour lire ce texte approuvé par Jolyane trois semaines auparavant. Elle voulait qu'on parle d'elle, qu'on se souvienne d'elle, que la vie éclipse la mort. Elle voulait surtout qu'on parle à ses enfants :

Chers trésors… Mathias et Nicolas !! Aujourd'hui, on honore notre promesse, nous allons vous parler de votre maman et ce n'est qu'un début !

Notre belle histoire avec Jolyane débute il y a dix ans de cela. 2003, la famille du Seven s'agrandit. Dès qu'on fait ta connaissance, nous ressentons instantanément toutes la même chose : tu es… le… morceau de casse-tête qui manquait pour que nous soyons enfin complètes.

Jolyane était un être rempli de bonté. Elle était aimante et quand elle vous portait dans son cœur, vous pouviez compter sur elle en tout temps. Elle se plaisait à vous rendre heureux avant même de le faire pour elle-même. Pourquoi ? Parce que ce qui comblait de bonheur votre maman, c'était avant tout de savoir que les gens qu'elle aimait étaient heureux.

Tout simplement.

Petits trésors, nous vous transmettrons cette bonté.

Jolyane était empreinte d'empathie, elle était disponible et toujours à l'écoute de son prochain. N'est-ce pas les qualités premières en amitié ? Nous avons toutes eu la chance de pouvoir nous confier sans jamais sentir de fermeture de sa part. Au contraire, c'est la main tendue vers nous que votre maman nous conseillait, nous consolait et nous aidait…

Tout simplement.

Petits trésors, nous vous transmettrons cette empathie.

Jolyane était la joie de vivre ! Quiconque a rencontré cette perle sait de quoi nous parlons. Impossible de ne pas se laisser emporter dans toute sa folie qui nous permettait de nous sentir vivant. Votre maman n'avait pas peur du ridicule et elle vivait chaque instant d'une façon si intense que chaque moment passé en sa compagnie était un moment de qualité. Si elle pouvait, elle nous dirait : vis, ris, savoure… Merci de nous avoir appris à apprécier chaque minute, chaque seconde.

Tout simplement.

Petits trésors, nous vous transmettrons cette joie de vivre.

Jolyane avait un talent artistique fou. En effet, votre maman était dotée d'une créativité qui lui a permis de réaliser plein de belles choses. Dès que son imagination faisait surface, on voyait naître un nouveau projet toujours plus étonnant et plus beau!! Tout ce qu'elle touchait devenait œuvre d'art.

Tout simplement.

Petits trésors, nous vous transmettrons cette créativité.

Jolyane a démontré à tous qu'au-delà de toutes ses qualités, sa force et sa persévérance étaient au cœur de sa personnalité. Votre maman, lorsqu'elle voulait quelque chose, même s'il y avait des embûches et des épreuves, elle gardait la tête haute et trouvait toujours le chemin pour se rendre à son objectif. Elle faisait preuve d'une persévérance inspirante. Lorsqu'on croit en soi, lorsqu'on croit en l'autre, on arrive souvent à dépasser les limites qui nous semblent parfois insurmontables... Jolyane a cru et elle a eu raison de le faire...

Tout simplement.

Petits trésors, nous vous aiderons à croire.

Jolyane était dotée d'une sincérité pure à l'égard des gens, à l'égard de ce qu'elle croyait, de ce qu'elle prônait et à l'égard d'elle-même. Lorsque votre maman disait quelque chose, elle le disait avec une telle franchise qu'il était impossible de ne pas y croire. Chaque personne qui a eu la chance de croiser son chemin pourrait le dire: Jolyane était vraie! Elle était fidèle à ce qu'elle était et fidèle à ce qu'elle disait... fidèle à ses amis, à sa famille, à son amour. Si vous faisiez partie de son cœur, votre place vous l'aviez pour toujours... même pas question d'en douter!!

Tout simplement.

Petits trésors, nous vous transmettrons cette sincérité.

Jolyane était une personne fragile. Qui a dit que la fragilité était un défaut ? Au contraire, sa fragilité lui permettait de sentir ce que l'autre ressentait et d'être toujours là. Elle allait au-devant des gens, elle s'informait et tentait toujours d'en faire plus et d'en connaître plus sur l'autre pour lui permettre d'atteindre le bonheur. Votre maman était bienveillante… Jolyane a su, en si peu d'années, en trop peu d'années faire une quête du bonheur qui a réussi et qui se ressent tout autour d'elle. Merci d'avoir partagé ton bonheur avec nous !!

Tout simplement.

Petits trésors, nous vous transmettrons cette fragilité.

Jolyane, peu importe où tu te trouves maintenant, tu vis en chacune de nous et en chacune des personnes présentes ici pour toi…

Nous tenons à te remercier de nous avoir donné une place à tes côtés durant ta trop courte vie. Sache, belle Jolyane, que si la guérison dépendait de tout l'amour que l'on reçoit, tu serais guérie depuis longtemps…

Pour terminer, Martin, on voulait s'adresser à toi.

Un jour, ta femme a cité le philosophe Sénèque. Ça allait comme suit : « Seul l'arbre qui a subi les assauts du vent est vraiment rigoureux, car c'est dans cette lutte que ses racines, mises à l'épreuve, se sont fortifiées. »

Cher Martin d'amour, à défaut de pouvoir encore lui tenir la main, à cette douce Jolyane, nous te promettons de ne jamais lâcher la tienne…

Elles ont repris leur place en pleurant.

Sur l'écran, les photos défilaient. Jolyane avait fait un montage de quelques centaines de clichés, il avait été si difficile de choisir.

Si difficile de faire le photoroman de sa vie, sachant qu'il n'y aurait qu'une unique représentation, au salon funéraire.

Comment commencer?

Par un des moments où elle était le plus heureuse, le jour de ses 30 ans, enceinte de Nicolas. Quand tout ce dont elle avait rêvé était en train de devenir réalité. Quand elle sentait son ventre s'arrondir, quand elle sentait sa peau tendue sous ses doigts, elle aimait tellement caresser ce ventre.

Et après? Après, peu importe, la vie dans le désordre.

Elle ne voulait pas faire son histoire dans le sens des aiguilles de l'horloge, surtout pas. Elle n'avait pas envie d'un crescendo de bonheur, puis que tout s'étiole. Sa vie n'était pas ça.

Sa vie avait été, puisqu'il fallait en parler au passé, faite de beaucoup de petits bonheurs. Le cancer était venu contrecarrer ses plans, mais il n'avait pas gommé les moments heureux. Il les avait, au contraire, rendus plus intenses, plus précieux.

Les photos qu'elle avait choisies témoignaient de ça, de tous ces moments qu'elle avait aimé vivre. Elle était choyée de les avoir vécus. Comme cette soirée avec Martin et ses sept amies de filles où elles s'étaient grimées, à la mode des années 80.

Elle a choisi, pêle-mêle, des photos de soirées entre amis, cette fois où elle avait posé avec un chou rose sur la tête, des photos de sa mère, de son père, de son frère, de sa sœur et de Martin, son amoureux. Ils étaient beaux. Et si heureux.

Jolyane a retenu beaucoup de photos d'elle et de Mathias, ils avaient passé tant de temps ensemble. Elle a choisi des photos de Nicolas, évidemment, elle aurait aimé en avoir plus. Jolyane n'a pas pu en prendre soin comme le font les mamans. Elle le voyait grandir sans elle, avait parfois l'impression d'assister au spectacle, du fond de la salle.

Jolyane souriait sur toutes les photos, même celles où elle était chauve et où on sentait la fatigue dans ses grands yeux noirs, les assauts de la chimio. Elle a choisi un égoportrait croqué avec Martine, qui avait aussi laissé ses cheveux à la chimio. Deux cocos, deux sourires.

Martine avait aussi combattu un cancer du sein, elle était la seule avec qui Jolyane pouvait rire du cancer. Les deux filles se connaissaient depuis longtemps, elles avaient fréquenté les mêmes bars.

— Martine, le cancer, ça doit être le barman du Palladium… Il a dû mettre quelque chose dans notre verre !

— Ça doit être ça !

Martine était aux funérailles de Jolyane.

Jolyane a choisi beaucoup de photos en noir et blanc prises pendant son 30e anniversaire, enceinte de Nicolas. Elle aimait bien celle où tout le monde trinque. Santé !

La photo suivante est en couleurs. Jolyane n'a plus un cheveu sur le caillou. C'est le jour où elle a suivi des cours de maquillage pour les cancéreux. Elle n'a pas mis celle où on la voit avant.

Elle n'a mis aucune photo où elle a l'air malade. Les seules photos où elle était à l'hôpital sont celles de ses accouchements, quand elle tenait contre sa poitrine ses deux petits garçons. Elle voulait montrer comment sa vie avait été belle. Malgré la mort.

Elle le disait à qui voulait l'entendre, surtout vers la fin, qu'elle reprendrait cette même vie, même en sachant qu'elle serait si courte. Du bonheur concentré, en quelque sorte.

Elle a mis la photo du tableau qu'elle a fait sur un mur de la maison, au fond du couloir. La phrase qu'elle a écrite tout en haut prenait tout sens : « Toujours vivre intensément les petits bonheurs. »

C'était un message aux vivants.

SOUVENIRS

Isabelle a accouché une semaine plus tard, le 1er décembre, une belle fille de presque sept livres et demie (3,4 kilogrammes), pétante de santé. Jolyane avait tellement souhaité être encore là pour la voir.

Une vie qui arrête, une autre qui commence. Tout le monde s'est dit ça pour se consoler un peu.

Au début décembre, Ginette est allée passer quelques heures chez sa fille, à Montréal, pour prendre soin de cette petite-fille pleine de vie qui pleurait à s'époumoner.

Elle berçait Camille comme elle avait bercé Jolyane.

Comme Jolyane avait bercé Mathias et Nicolas. Elle les avait tant bercés, c'est ce qu'elle adorait le plus au monde, ces moments où, blottis contre elle, ses garçons s'endormaient à poings fermés, à l'abri des injustices du monde et de ses calamités.

Elle s'était même filmée, les berçant. Un soir d'août, elle a posé la caméra sur la table à langer, devant la chaise berçante. Elle a pris Nicolas dans ses bras, avec sa couverture bleue. Il pleurait, c'était l'heure du biberon.

Elle lui a fredonné sa berceuse préférée, en lui caressant les cheveux. Elle a fait la même chose avec son grand Mathias. Elle s'est mise à fredonner, Mathias riait.

— Tu trouves ça drôle ?

— Oui.

Elle lui caressait les cheveux, il faisait des grimaces.

— Tu fais le clown ? Arrête… arrête, on ne fait pas le clown, c'est un beau vidéo. Fais pas le clown… Regarde comme t'es beau. Je t'aime gros comme… je t'aime gros comme quoi ?

— La langue ?

— Pas la langue… gros comme ?

— Les oreilles ?

— Non, non, non… Je t'aime gros comme ?

— Le blé d'Inde !

— Un blé d'Inde, oui, c'est ça ! Je t'aime gros comme un gros blé d'Inde !

Nicolas riait, Jolyane aussi.

— Est-ce qu'on se fait un petit bisou ?

Nicolas a donné un bisou à sa maman, il ne comprenait pas que celui-là était spécial, qu'il allait le revoir dans plusieurs années, quand il allait comprendre le drame qui se jouait à ce moment-là. Le cancer qui grignotait sa maman.

Jolyane aimait la musique, elle avait fait promettre à Martin de continuer à s'amuser, à danser avec les gamins. Le soir, il faisait jouer de la musique, faisait la ronde avec ses gars dans le milieu du salon.

Ils riaient. Il se disait que Jolyane devait aimer voir ça.

Quelques jours après les funérailles, Martin s'est assis à la table de la cuisine devant cette boîte remplie d'histoires et d'anecdotes sur Jolyane. Une trentaine de personnes avaient répondu à l'appel à tous qu'elle avait lancé avant de mourir. Elle voulait que ses enfants sachent qui elle avait été.

En plus de ces 30 témoignages pour Mathias et Nicolas, il y avait 500 lettres de condoléances. Elles parlaient d'injustice, d'incompréhension, de la vie qui s'était arrêtée trop tôt, de la force de Jolyane, de l'importance de profiter de ce qu'on a.

Chaque fois qu'elle croisait quelqu'un, elle lui faisait promettre de parler d'elle à ses enfants, aussi souvent que possible. Plus la fin approchait, plus elle devenait obsédée par cette idée de survivre dans la tête de Mathias et de Nicolas. Elle ne voulait pas être oubliée, jamais.

La boîte à souvenirs, donc, que Jolyane avait fabriquée. Une sorte de capsule temporelle, figée dans le temps. Martin en a sorti une première lettre, écrite à la main, d'une éducatrice de Mathias et de Nicolas, à la garderie La Salopette :

À vous deux,

Perdre sa maman à l'âge que vous avez est une grosse perte. Une maman, c'est là pour nous consoler, nous bercer, nous raconter une histoire. Jolyane était une femme toujours souriante.

Malgré la maladie, elle a su se battre jusqu'à la fin.

Il était une fois un petit Mathias qui arrivait toujours avec des souliers de marque à la garderie. Un moment donné, on se rend compte qu'on a perdu les souliers de Mathias. Moi et Monique, on les a cherchés et on les a trouvés. On les a perdus deux autres fois. Vraiment, tes souliers nous auront donné des casse-tête.

Et pour terminer, je veux que vous sachiez que votre maman avait toujours un bon mot pour nous, les éducatrices. Elle était super gentille et on l'aimait beaucoup. Je sais qu'elle va continuer de veiller sur vous trois, Mathias, Nicolas et Martin.

D'une éducatrice qui est très triste en ce moment.
Nicole Côté

Monique avait aussi déposé des souvenirs dans la boîte :

À Mathias,

Ta maman pouvait être parfois coquine, elle nous faisait bien rire. Lorsqu'elle venait te chercher à la pouponnière, elle prenait un biscuit et te le montrait pour que tu viennes vite la rejoindre. Mais ça ne fonctionnait pas toujours, car toi aussi tu pouvais être très coquin. Lorsqu'elle réussissait, tu pouvais lire la joie dans ses yeux et, bien sûr, cela était suivi de bisous que tu aimais tant recevoir.

À Nicolas,

Toi, beau Nicolas, ta maman prenait un malin plaisir à reproduire ta façon de marcher lorsqu'elle venait te chercher. C'était assez bien réussi et c'était toujours suivi d'un beau grand sourire.

Voilà, c'était un petit moment de vie que je voulais partager avec vous. Maintenant, elle est devenue une étoile qui est probablement la plus brillante et elle veillera sur vous tout au long de votre vie.

Monique Gagné, éducatrice xxxx

Il y avait cette lettre d'une amie d'enfance de Jolyane :

Chers enfants,

J'ai connu votre maman lorsque nous étions enfants à l'école primaire. Jolyane était à l'époque de nature très réservée, mais c'était un leader très positif au sein de l'école. Arrivées en secondaire 1 à l'école L'Aubier, nous sommes devenues de très bonnes amies, nous étions dans le groupe enrichi. Ce groupe a été très important pour elle, ça nous a permis de nous ouvrir sur beaucoup plus de gens (que notre petit Saint-Lambert!) et ça l'a amenée à se faire confiance et à devenir une fille dont l'entregent ne passe pas inaperçu!

En secondaire 2, nous avons participé à un voyage organisé à l'école. Elle voulait tellement participer qu'elle m'a convaincue. Ce voyage à Walt Disney a été inoubliable!

J'oubliais, saviez-vous que votre mère avait été choisie au secondaire pour dessiner la fresque de la cafétéria? Elle avait tout un talent!

Votre mère a été une personne très importante dans ma vie, elle m'a aidée à passer à travers des années difficiles d'adaptation, nous qui arrivions de la campagne! Jolyane était gentille avec tout le monde et tout le monde l'aimait!

Jacinthe Buteau XXX

Martin a lu une dernière lettre, une carte en fait :

Pour Mathias et Nicolas,

J'ai connu votre mère, elle devait avoir 18 ans. Nous avons travaillé ensemble pendant nos études à la boutique San Francisco Maillots. Que de beaux moments!

À l'époque, votre mère avait les cheveux blonds. En brune ou en blonde, votre mère était tellement belle, tellement belle autant de l'intérieur. Votre mère était tout simplement une des personnes rares que l'on rencontre dans sa vie et qui se démarque par sa simplicité, sa gentillesse, et son sourire si formidable.

Vous n'aurez malheureusement pas connu votre mère longtemps, mais de savoir que vous avez eu la vie grâce à une personne aussi magnifique fera de vous des personnes uniques comme était votre mère. Elle vous laisse un peu d'elle en vous.

Rendez-la fière, car elle était très fière de ses garçons. Mordez dans la vie comme votre mère et elle sera fière de vous.

Une amie de votre maman,

Caroline Dufour xxxx

Martin a refermé la boîte, il n'en pouvait plus. Il n'en pouvait plus de lire des histoires de Jolyane au passé.

Il fallait monter l'arbre de Noël, essayer de le faire aussi beau que l'année dernière, essayer de se rappeler où Jolyane avait mis les boules, les rubans, les lutins, les lumières et les minuscules cabanes d'oiseaux suspendues aux branches.

Martin donnait les décorations à Mathias, qui les accrochait où il voulait, qui grimpait dans les bras de son père pour atteindre les branches trop hautes. Cet arbre allait être le sien.

L'arbre était chargé, plus en bas qu'en haut, avec des lumières de trois couleurs. Martin s'était gouré, il avait mélangé les lumières pour l'extérieur et l'intérieur. Ça donnait au sapin un air bourru, à des lieues de son style raffiné de l'an passé.

Martin a accroché à l'arbre autant de décorations qu'il a pu, les branches ployaient presque sous leur poids. Il restait, dans les boîtes, au moins autant de décorations. Jolyane, elle, les avait toutes accrochées.

À la cime de l'arbre, Martin a posé l'étoile Swarovski, que les amies de Jolyane avaient achetée.

Sur les boules, il a vaporisé le parfum de Jolyane, *Guess*. Mathias passait de longues minutes assis à côté du sapin, à regarder l'étoile, à sentir l'odeur de sa mère. Il attendait qu'elle revienne.

Nicolas et le chat Billy essayaient de faire tomber les boules par terre.

Martin a reçu en cadeau un lutin coquin, pour ses enfants. C'était une véritable frénésie cette année-là, tous les gamins en voulaient un. Mathias en avait entendu parler, il a demandé à Martin de faire un piège. Martin a trouvé que c'était une bonne idée d'avoir un farceur dans la maison.

Chaque soir, avant de se coucher, Martin mettait en scène le tour qu'allait jouer le lutin. Au matin, Mathias et Nicolas attendaient que Martin se réveille pour aller voir le coup pendable du lutin. Ils ont ri quand ils ont vu les vêtements de papa étendus dans la maison, aussi quand il avait mis du papier de toilette dans les branches du sapin.

Martin avait fait semblant d'être fâché. Les gars ont trouvé ça plus drôle encore. Mathias avait parfois peur que le lutin lui rende visite la nuit. Comme le Capitaine Coton, jadis, lorsque Jolyane était là.

Le quatrième soir, Martin a eu l'idée d'inverser les rôles, de prendre sa revanche. Au lieu de trouver des tours de lutins, il s'est mis à imaginer des tactiques pour le mettre hors d'état de nuire. Il fallait voir les yeux de Mathias quand il a vu Farceur attaché à la poubelle, gardé par quatre tortues Ninja.

Martin 1, Farceur 0.

Ginette, elle, faisait des allers-retours à Montréal pour voir sa petite-fille. À la maison, elle préparait le réveillon, gardait Mathias et Nicolas quand Martin avait besoin de sortir de la maison, soit pour aller voir des amis, aller au gym ou au yoga. Il devait évacuer sa colère.

Le 17 décembre, Martin a accepté de raconter son histoire à la radio, à l'animateur Stéphan Dupont. Déjà un mois que Jolyane était partie. Il se sentait étrangement bien, en contrôle, presque serein, il arrivait à se projeter dans un futur pas si lointain où il ferait la paix avec tout ça.

Martin n'était pas du genre à prendre la parole, à se mettre sous les projecteurs, devant le micro. Il le faisait pour Jolyane, il faisait tout pour Jolyane. Elle aimerait qu'il parle de leur histoire à la radio. Elle avait tant fait pour ses hommes, c'était au tour de Martin de retourner l'ascenseur.

L'entrevue a duré presque une heure, Martin a tout raconté. La maladie, l'agonie, la mort. L'amour aussi. Ils ont parlé des décisions qu'il a fallu prendre, des leçons qu'on pouvait tirer de tout ça. De l'importance des petits bonheurs.

Martin a parlé de la perruque de Jolyane, il voulait donner une seconde vie à sa tignasse noire. Il a lancé un avis de recherche, un pompier l'a joint par courriel. La femme de son meilleur ami se mourait.

Elle voulait se marier avant de mourir, s'unir avant d'être séparés, comme Jolyane et Martin un mois et demi plus tôt. Le pompier et sa famille sont venus chercher la perruque chez Martin avant Noël.

La femme est morte quelques semaines plus tard, à 38 ans. Elle avait eu le temps de se marier.

NOËL

Le 30 novembre, Jessie est venue chercher Mathias pour la journée, elle avait organisé un programme de rêve. Elle lui a d'abord acheté un calendrier de l'avent avec des chocolats, avant de l'emmener dans les manèges aux Galeries de la Capitale. Il aimait les montgolfières, il a fait des tours tant qu'il a voulu. Ça le changeait des faces d'enterrement.

Mathias voulait avoir un maquillage de pirate, il l'a eu. Avec une épée, en sculpture de ballons.

Jessie lui a parlé de Jolyane toute la journée, comme elle avait promis, elle rappelait à Mathias combien sa mère aimait venir avec lui dans les manèges. Dans les montgolfières, surtout.

— Les montgolfières, est-ce qu'elles montent jusqu'aux étoiles ?

— Non, Mathias, elles s'arrêtent aux nuages.

Il cherchait une façon de se rapprocher d'elle, d'aller la retrouver.

— Est-ce que tu es petite ?

— Qu'est-ce que tu veux dire ?

— Est-ce que tu es petite comme maman ?

— Pourquoi ?

— Parce que maman va donner son linge à ses amies qui sont petites comme elle.

Mathias voulait aller voir le père Noël, Jessie l'a conduit jusqu'au gros bonhomme rouge. Il s'est assis sur ses genoux, lui a chuchoté quelque chose à l'oreille. Il lui a demandé sa maman.

— Souris !

Mathias a regardé vers l'appareil photo, a fait un beau sourire, assez grand pour creuser les fossettes dans ses joues, pas assez pour égayer son regard tristounet.

Le 24 décembre, tout le monde était là, sauf Jolyane.

— Ça va aller, Martin.

— Je sais, Ginette. Jolyane aurait voulu qu'on s'amuse, qu'on ne pleure pas.

— Tu as raison.

— Noël sera ce qu'on en fera.

Ils ont passé une belle soirée, ont ri, mangé, bu. Il y avait des moments de silence : quand on dit qu'un ange passe, cette fois-ci, c'était vrai. C'était Jolyane qui venait faire son tour. Pour s'assurer que tout le monde avait à boire.

Ginette s'est approchée de Martin.

— Tu sais Martin, lorsque tu auras une nouvelle compagne dans ta vie, elle sera toujours la bienvenue dans la maison.

Ginette voulait que Martin sache qu'il resterait dans la famille, qu'il avait le droit d'en aimer une autre, et qu'elle l'aimerait aussi. Il lui fallait regarder en avant. Lever les yeux de sa douleur.

Nicolas et Mathias ont déballé leurs cadeaux, ils en avaient plus que l'année dernière. L'année passée, Jolyane suivait ses traitements de chimio, elle n'avait plus un cheveu. Mais elle était là, elle avait gâté ses gars.

Jolyane était pleine d'espoir, ses traitements de chimiothérapie allaient bon train. Elle portait son grand foulard blanc autour de la tête, ça faisait ressortir ses yeux et son sourire.

Elle était entre deux traitements de chimio. Elle et Martin les comptaient à rebours, comme pour le décollage d'une fusée. Quand ils arriveraient à zéro, ce serait un nouveau départ. Jamais Jolyane n'aurait cru que, 11 mois plus tard, elle partirait au ciel toute seule.

Il y a à peine un an, tous les espoirs étaient permis. Ils parlaient déjà du cancer au passé, se disaient que, dans quelques mois, ils reprendraient leur vie paisible là où ils l'avaient laissée.

Ce Noël-là n'était pas comme les autres. Jamais ils n'avaient été autant heureux d'être tous ensemble. Ils ont tourné la page sur 2012, convaincus qu'ils avaient eu leur lot de malheurs. L'année 2013 ne pouvait qu'être meilleure.

Ils se sont souhaité la même chose, sans Jolyane, pour 2014.

Martin a recommencé à travailler le 14 janvier, un contrat à la basilique de Sainte-Anne-de-Beaupré, dans la résidence des vieux frères rédemptoristes.

Martin avait hâte de recommencer à travailler, de sortir de la maison, de retrouver ses collègues, de se changer les idées. Il en avait assez de faire les cent pas dans la maison.

Deux mois déjà que Jolyane était partie, Martin retrouvait une routine, il arrivait à reprendre un peu le dessus, avec Ginette et Roger toujours prêts à prendre soin des gars pour lui donner un peu de répit.

Les invitations fusaient de toutes parts, il ne ratait pas une occasion de se changer les idées. Jolyane aurait voulu qu'il se change les idées, qu'il s'amuse un peu.

Chaque matin, il devait aller conduire les enfants à la garderie, près de chez lui à Saint-Nicolas, prendre les ponts, traverser la ville de Québec au grand complet, se rendre à Beaupré. Il lui fallait une bonne heure, parfois plus. Il devait faire la route à rebours le soir.

Il travaillait tout seul. Pas de collègues avec qui parler d'autres choses que des derniers mois, de la dernière année, de la maladie, de la mort, de la dure réalité. Il ne pensait qu'à ça. Ses pensées n'étaient interrompues que par les jérémiades de ces vieux religieux.

— Vous pouvez faire moins de bruit ?

— Je vais essayer.

— Et je ne veux pas que vous fassiez des travaux dans ma chambre !

— Je vais voir ce que je peux faire…

Il ne pouvait pas. Il n'y a pas de silencieux sur une perceuse. Il devait aller dans les chambres des religieux. Amen.

Un lundi de fin janvier, Mathias s'est réveillé avec la gastro. Martin a appelé son patron, il ne pourrait pas rentrer ce jour-là, ni le suivant. Le mercredi, c'était au tour de Nicolas.

— Désolé patron, je ne serai pas là aujourd'hui, ni demain. Et ne prends pas de chance, remplace-moi pour vendredi aussi.

Dimanche, c'était au tour de Martin.

Il n'est jamais retourné au travail. Il n'en avait plus la force, n'arrivait plus à conjuguer le quotidien et l'absence de Jolyane. Il n'en pouvait plus de ramer à contre-courant.

Il y avait toute cette paperasse aussi. Jolyane avait beau avoir tout préparé avant de partir, les formulaires à remplir se multipliaient. C'était une hydre à sept têtes, Martin n'en venait pas à bout. Transférer un compte, annuler un dossier tenaient de l'exploit. Martin était vanné.

Le 2 février, le Seven était réuni pour le *shower* de Marie-Joëlle, elle attendait son premier enfant. Un garçon. Les filles lui ont donné leur cadeau à tour de rôle. Elle a eu un panier d'articles de bébé, dont une suce avec une moustache, un bain en forme de baleine, un pyjama semblable à un uniforme de baseball, des livres.

Il restait une boîte.

— C'est de qui, celle-là?

Marie-Joëlle a regardé les filles, Jessie s'est avancée.

— De la part de Jolyane...

Elle lui a tendu un petit paquet, avec le chandail que Jolyane avait commandé quand elle était à l'hôpital. Marie-Joëlle n'en croyait pas ses yeux, elle ne pouvait imaginer que Jolyane avait pensé à elle pendant qu'elle valsait avec la mort.

Martin est allé souper avec Guillaume, ils passaient beaucoup de temps ensemble. Guillaume savait ce que Martin vivait, sa belle Caroline était morte un an plus tôt.

Guillaume réapprenait tranquillement à vivre.

— Tu vas voir, au début, on est sur un *high*. Il y a plein de choses à faire, plein de monde autour de nous...

— Oui, c'est ça... Et après?

— Après, c'est plus dur. C'est là qu'on peut tomber.

— Je vais aller dans le sud, ça va me faire du bien.

— Tu veux qu'on y aille ensemble?

Guillaume et Martin sont partis en mars à Cancun, pas très loin de l'hôtel où, cinq mois plus tôt, Jolyane s'accrochait à l'espoir de vivre quelques années encore. Où elle a vécu ses derniers vrais beaux moments, avant que le cygne ne chante.

Cette semaine au Mexique avait quelque chose d'irréel. Ils ont choisi un bel hôtel avec un terrain de golf et de bons restaurants. Le vert le jour, du rouge le soir. Ils se sont reposés, les deux en avaient bien besoin.

Martin n'avait pas le goût de parler de la maladie ni de la mort de Jolyane, il avait besoin d'entendre Guillaume lui raconter l'année qui suit la mort, celle de toutes les premières fois sans l'autre. Il pouvait lui expliquer par où il était passé. Ce qui l'attendait.

— Au début, on ne réalise pas vraiment, ça va trop vite.

— Je me sens comme dans un tourbillon…

— Exact. C'est dur de se sortir de ce tourbillon-là, mais, quand t'en sors, tu tombes de haut.

— J'ai peur de ça.

— Tu sais Martin, tu ne peux pas te sauver de ton deuil. Un jour où l'autre, ça va te rattraper.

— Je sais…

— Il va falloir un moment donné que tu arrêtes de fuir, que tu te plonges les deux mains dedans.

— …

— Il y a juste le temps et les larmes qui arrangent les choses.

Le contrecoup l'attendait à la maison. Encore tout bronzé, Martin a perdu pied. Il est tombé dans le trou noir de la dépression, n'arrivait plus à se dire que demain serait mieux. Il s'enfonçait dans le désespoir, comme un vilebrequin, comme une vis sans fin.

Le matin, il allait porter les enfants à la garderie, revenait s'affaler sur le sofa, où il restait assis dans le noir, sans allumer le téléviseur. Pas de son, pas d'image. À part celles qui repassaient en boucle dans sa tête, le dernier regard de Jolyane, son dernier sourire.

Il ne mangeait pas.

Vers 16 h 30, il allait chercher Mathias et Nicolas. Il préparait le souper, allumait la télé, des émissions pour enfants. Il ne faisait plus jouer de musique, ne dansait plus. Il ne riait plus. Il restait en vie pour Mathias et Nicolas. Uniquement pour eux.

Les enfants couchés, Martin se rassoyait dans le sofa, il pleurait jusqu'à ce qu'il soit l'heure d'aller au lit, où il pleurait encore. Le sommeil ne venait pas, seulement des souvenirs de Jolyane, qui n'y était plus. Il ne faisait que penser à elle.

Il est allé chercher de l'aide, il n'arriverait pas tout seul à se sortir de là. Et Jolyane qui lui avait fait promettre de s'amuser, de continuer à profiter de la vie, à regarder les autres femmes. Il décevait Jolyane.

Quand il mettait les pieds dans le bureau de la psychologue, Martin se mettait à pleurer.

— Vous savez, M. Létourneau, vous n'êtes pas célibataire, vous êtes veuf.

— Veuf ? Célibataire ? Ce n'est pas moi, ça…

— Il y a des étapes, vous êtes dans la tristesse.

— Il y aura la colère, après.

— …

— Il y a le temps, il y a juste le temps qui finira par atténuer la douleur.

Une année, c'est long quand chaque minute a l'air d'une éternité, quand la minute d'avant ressemble à la suivante, quand on n'arrive plus à sourire, quand on fait semblant de s'amuser.

Quand on n'a pas le goût d'être dans cette vie-là.

SEUL

— Papa, j'ai hâte d'être mort.

— …

Entre deux bouchées de spaghetti, Mathias a laissé tomber cette phrase, comme il aurait dit «je veux aller jouer au parc». Depuis que sa maman était une étoile, il voyait les gens pleurer autour de lui. Il était entouré de tristesse, de douleur. Il voulait partir aussi.

— Pourquoi tu dis ça, Mathias?

— Je veux aller rejoindre maman sur son étoile.

— …

— Je m'ennuie d'elle.

— Moi aussi, je m'ennuie d'elle.

— Tout le monde dit que maman est bien, je veux aller avec elle.

Martin a réalisé que depuis la mort de Jolyane, en essayant de ménager Mathias, on lui avait répété que la mort, c'était beau, que Jolyane était bien, qu'elle ne souffrait plus.

On lui parlait de la mort comme d'une délivrance, un endroit où il fait bon vivre. Où sa maman allait continuer à vivre, tout

242

en le regardant du haut du ciel, en veillant sur lui. Dans sa tête de petit garçon de quatre ans, il trouvait que c'était mieux que la terre. Où tout le monde pleurait.

— Tu sais, Mathias, ce n'est pas normal de mourir aussi jeune que ta maman. Nous, on va vivre le plus longtemps possible, on va profiter de la vie, comme ta maman a fait.

— Est-ce qu'elle va nous attendre ?

— Oui, elle sera toujours là, sur son étoile. On peut vivre très, très vieux, elle va nous attendre pour toute la vie.

— OK.

— De quoi tu t'ennuies le plus de maman ?

— Je m'ennuie de prendre mon bain avec elle.

— Est-ce qu'il y a d'autres choses ?

— Quand elle pliait du linge, quand elle me coiffait. Et quand on faisait des biscuits au chocolat.

Une fois de temps en temps, Jolyane achetait des biscuits Pillsbury aux pépites de chocolat. Mathias coupait des morceaux, les déposait sur la tôle à biscuits. Jolyane les enfournait. Mathias se collait le nez à la vitre du four le temps qu'ils soient cuits. Il s'ennuyait de faire des biscuits avec sa maman.

Martin n'arrivait plus à faire semblant que ça allait bien. Il gardait tout son petit change pour Mathias et Nicolas, pour qu'ils aient l'impression de ne pas avoir perdu leur papa aussi.

Il ne touchait plus à ses guitares. Il ne faisait que le strict minimum. Il ne pensait jamais en arriver là, lui, l'homme de la maison. Jolyane avait si bien préparé sa mort, si bien imaginé cette histoire d'étoile qu'il y avait cru.

Il pensait être prêt.

— Je m'excuse, Jolyane, mais je n'y arrive pas.

— …

— C'est plus dur que je pensais.

— …

— M'entends-tu ?

— …

— M'entends-tu, *crisse!*

Et il se remettait à pleurer. Il ne pensait pas qu'un être humain pouvait pleurer autant.

Il pleurait en entrant dans le bureau de la psy. Même pas capable de dire bonjour. Il s'assoyait en pleurant, marmonnait en pleurant. Il se ressaisissait un peu, puis recommençait à pleurer.

Il était tout rabougri en dedans, il ne parvenait pas à mettre de mots sur ses émotions. Jamais il n'en avait ressenti autant en même temps, elles se noyaient dans un inextricable salmigondis. Il avait l'impression d'être ivre, tout le temps.

Heureusement qu'il y avait sa sœur Barbara et son ami Guillaume. Il lui répétait que le temps atténue la douleur, Martin ne le croyait pas. Il n'y avait pas de différence entre hier, aujourd'hui et demain. Juste une douleur lancinante, un gros vide que rien n'arrivait à combler. Le temps n'arrangeait rien du tout.

Un an plus tôt, Jolyane était en rémission. Ils s'étaient remis à rêver à des lendemains heureux, à leurs vieux jours, à tout ce qu'ils feraient d'ici là. Ils l'avaient échappé belle.

Voilà que sa belle s'était échappée.

L'hiver n'en finissait plus, la neige tombait encore et encore, il fallait pelleter, conduire les enfants à la garderie en cherchant un sens à tout ça. La neige, la garderie, la vie.

Quand il revenait à la maison, Martin pouvait passer de longues minutes debout au fond du couloir, devant ce tableau qu'avait fait Jolyane, pour qu'il se souvienne. Pour qu'il n'oublie pas, surtout, de profiter de la vie même si elle n'était plus comme avant.

C'était écrit en grosses lettres, il devait «toujours vivre intensément tous ces petits bonheurs». Elle avait rassemblé des photos de famille, prises juste avant qu'elle perde ses cheveux, une photo d'elle et de Martin avant les enfants. Trois mots en anglais à travers les photos : *family, love, believe.* Tout en bas : «maman vous aime si fort».

Martin n'arrivait pas à détacher son regard de celui de Jolyane, figé à jamais. Elle était si belle, l'avait rendu si heureux. Il était si seul, si malheureux.

Une première éclaircie, en avril, dans le bureau de la psychologue. Pendant quelques secondes. Martin parlait de Jolyane, il racontait ce voyage au Mexique, ce souper sept services, comment Jolyane et lui avaient rigolé en regardant les gens passer. Il riait.

— Elle n'est plus là…

— Quoi ?

— La boule…

Une boule s'était coincée entre ses deux poumons, elle était toujours là, tellement oppressante qu'elle faisait parfois déraper sa respiration. La boule fondait doucement, comme une congère au printemps, après un hiver particulièrement rude.

Quand Martin entrait à la maison en revenant de la garderie, il s'assoyait dans le sofa, à côté de Billy.

— Pis, mon gros, belle journée ?

— …

— Pas trop fatigué ?

— …

— À part de ça ?

Martin riait tout seul. Il imaginait Jolyane à côté de lui. Il aurait presque cru l'entendre rire.

Ginette vivait son deuil en montagnes russes. Une minute elle était triste, la suivante, en colère. Elle en voulait au destin.

Elle a participé à une dizaine de rencontres, à Michel-Sarrazin, pour apprendre à composer avec la mort de sa fille. Tous les gens autour avaient perdu un conjoint, un parent, elle était la seule à pleurer un enfant. Elle a essayé de trouver un sens, n'en a évidemment pas trouvé. Elle a compris qu'elle allait devoir apprendre à vivre avec la tristesse.

Ginette et Roger gardaient souvent Mathias et Nicolas à coucher. Quand Ginette allait les conduire à la garderie, elle en profitait pour leur parler de leur maman, comme Jolyane le lui avait demandé. Ginette ne pleurait pas devant les garçons, il ne fallait pas.

— Mamie, est-ce que Jolyane venait dans le parc ici ?

— Oui, Mathias, elle venait souvent ici.

— Est-ce que Jolyane m'emmenait avec elle ?

— Oui, presque toujours. Elle aimait te promener en poussette, elle marchait pendant des heures.

Ginette répondait aux questions de Mathias machinalement, il en posait tellement. Il voulait tout savoir, c'était l'âge des pourquoi, des comment, elle se prêtait au jeu.

Elle a réalisé, tout à coup, que Mathias ne disait plus maman. Il l'appelait par son prénom, maintenant.

Jolyane avait tout fait pour que ses enfants se souviennent de leur maman. Comme cette fois où elle s'était filmée avec eux, sur la chaise dans laquelle elle les avait tant bercés.

Mathias et Nicolas ne savaient pas qu'il fallait se souvenir. Ils menaient leur vie d'enfant, sans prendre la mesure de la douleur autour d'eux. Jolyane était là, elle n'y était plus. Ils réaliseraient, beaucoup plus tard, ce qu'ils étaient en train de vivre.

Diane et Germain, les parents de Martin, étaient toujours là quand leur garçon avait besoin d'eux. Ils passaient beaucoup de temps avec lui à la maison, à cuisiner, à faire le ménage. C'était la dernière chose que Martin avait le goût de faire.

Ils habitaient à Lac-Etchemin, une heure de route les séparait. Qu'importe, leur fils avait besoin, ils étaient là.

— Maman, j'ai encore besoin de toi.

— Je suis là.

— J'ai 35 ans…

— C'est correct, on est une mère toute notre vie.

Martin a réalisé que Mathias et Nicolas, eux, ne pourront jamais appeler leur mère quand ils seront grands pour lui demander un conseil, un coup de pouce, ou sa recette de sauce à spaghetti.

Mathias vivait son deuil à sa façon, dans son coin. Il ne savait pas ce que c'était, mais il savait bien que sa maman lui manquait, sans vraiment comprendre pourquoi elle était partie sur son étoile. Pourquoi, se disait-il, aller se poser sur une étoile, alors que sa place était à la maison ? Avec lui.

Il avait tellement passé de temps avec Jolyane, elle l'emmenait partout. Elle l'avait tellement voulu, avait failli le perdre et voilà qu'elle lui faisait faux bond. Mathias n'arrivait pas à comprendre.

Il aimait attirer l'attention. Quand il faisait une bêtise, que Martin le réprimandait, Mathias savait comment faire sortir son père de ses gonds.

— Maman !!!

Il l'appelait, la suppliait de venir. Martin savait qu'il ne devait pas se fâcher, ni perdre patience. Il fallait comprendre. C'était dur. Il se cachait pour pleurer, avec cette peur tenace de ne pas pouvoir y arriver tout seul.

Il fallait attendre. Le temps, le maudit temps, qui devait arranger les choses. Il n'avait pas fait grand-chose de bien ces derniers mois. Il avait joué contre Jolyane, il avait bousillé leur histoire d'amour, leur petite vie parfaite où ils se payaient, justement, du bon temps.

Il pensait à ça, quand il couchait ses gars, tout seul. Avant de s'endormir, Mathias lui posait des questions sur sa maman.

— Est-ce qu'elle a ses deux seins au ciel ?

— On n'a plus de corps, au ciel. Juste un visage.

— C'est bizarre…

— C'est comme ça…

— Sur son étoile, est-ce qu'elle mange des bonbons ? Est-ce qu'elle parle ? Est-ce qu'elle peut sortir de son étoile ?

— Bonne nuit, Mathi.

Il s'est endormi en pensant au visage de sa mère.

Martin allait rarement dans le spa, il l'entretenait surtout pour ses amis, pour ses enfants. Ça lui rappelait tellement de souvenirs, toutes ces soirées qu'il avait passées avec Jolyane, un verre à la main.

Ça lui rappelait combien ils avaient été amoureux. Ça lui rappelait aussi tous les projets qu'ils avaient échafaudés. Le spa était leur bulle, leur quartier général, c'est là qu'ils planifiaient leurs voyages, qu'ils faisaient le point, qu'ils réalisaient à quel point ils étaient heureux. Et tellement chanceux de s'être trouvés.

Ils s'embrassaient, se caressaient. Jolyane aimait tellement finir ses soirées dans le spa. Ils en ressortaient tout ratatinés, avinés parfois. Ils allaient dans leur chambre, ne s'endormaient jamais tout de suite. Le sexe était si bon.

C'est tout ça qui remontait à la surface quand il entrait seul, dans son spa.

Martin devait se refaire une vie où Jolyane n'était pas, où elle n'avait jamais été, il devait trouver des espaces en jachère, des sols qu'elle n'avait pas foulés. Il devait se retrouver.

D'abord, la musique. Avant de connaître Jolyane, Martin faisait partie d'un groupe, What's up, que les aléas de la vie ont fait disparaître. Avec les études et le travail à temps plein, il n'avait plus de temps à consacrer aux répétitions, plus l'énergie de jouer dans les bars jusqu'au petit matin. Il a tiré sa révérence, les autres membres aussi.

Martin a repris l'habitude de descendre au sous-sol, de choisir sa guitare électrique préférée, celle que Jérôme lui avait fabriquée, tapissée de photos en noir et blanc, du temps où Jolyane était encore là. C'était une œuvre d'art.

Et elle sonnait comme une tonne de briques.

Au début, il jouait les chansons préférées de Jolyane, sans vraiment y penser. Ça lui faisait du bien. Il s'imaginait devant elle, comme cet après-midi à Michel-Sarrazin, quand il avait joué *Hey There Delilah*, qu'elle avait fermé les yeux, qu'elle l'avait filmé en souriant.

Puis, il a arrêté de jouer les chansons de Jolyane.

Il a ressorti les vieilles listes de What's up, s'est mis à répéter plus souvent, plus longtemps. Il voulait maintenant se remettre à niveau, retrouver sa technique des belles années quand il rêvait de vendre des millions d'albums et d'être riche.

— Oui allô!

— Phil, c'est Martin.

— Hey *man*, ça fait longtemps!

— Oui, je sais, je l'ai eu *rough* ces dernières années.

— Oui, je sais, j'ai suivi ça. Ça va mieux?

— Oui, ça va mieux. Je me suis remis à la guitare.

— What's up!

— What's up!

Leurs cœurs de musiciens venaient de se remettre à battre.

— On devrait enregistrer une chanson en studio!

— Ça serait *cool*!

— Billy Talent? Saint Veronika?

— Bonne idée, Phil.

— On pourrait faire un vidéo aussi!

Ça leur rappellerait le bon vieux temps. Ils étaient rouillés, ils devaient d'abord se remettre en mouvement. C'était la clé. Il y a eu une première session, une deuxième, une troisième. Martin ne pensait plus vendre des millions d'albums, ni devenir riche.

Il voulait enregistrer ne serait-ce qu'une seule chanson pour se créer des souvenirs à lui, de sa vie avant Jolyane. Ils se sont mis à travailler sérieusement, Martin s'est astreint à répéter régulièrement ses partitions.

Il avait un projet à lui, à lui tout seul. Jolyane aurait été contente.

Il s'est aussi remis à jouer au hockey. Il avait accroché ses patins trois ans avant que Jolyane entre dans sa vie, à peu près en même temps où il l'avait vue la première fois, à l'hôpital, sur les 12 coups de minuit. Martin était gardien de but dans une équipe de haut calibre.

Ayant commencé à jouer très jeune, il avait gravi les échelons, jusqu'au junior A dans l'Ouest canadien, puis au senior AA. Il a compris qu'il ne gagnerait jamais sa vie avec ça, a arrêté pour se trouver un vrai boulot, étudier dans un domaine qui l'intéressait, avec un emploi à la clé.

Il avait toujours aimé bricoler, démonter et remonter des bidules. Il allait être électricien.

Il avait payé cher ses années de hockey. Après son opération à l'épaule, peu après avoir rencontré Jolyane, il n'a jamais trouvé le temps ni la motivation pour s'y remettre sérieusement. Le temps était venu.

Les amis de Martin jouaient encore, ils l'ont mis au défi, une partie amicale suivie d'un souper bien arrosé. Il a dit oui, à reculons, convaincu qu'il ne vaudrait pas mieux qu'une passoire. Au pire, il boirait plus au souper. Et il oublierait le hockey pour toujours.

Ça faisait 10 ans qu'il ne s'était pas tenu devant un but. Rien n'y paraissait. Le cerbère a retrouvé l'aplomb des belles années, a offert une performance étonnante. Il en a été le premier surpris. Il reprenait là où il avait laissé 10 ans plus tôt, personne n'aurait pu dire qu'il n'avait pas joué depuis.

Il a décroché ses patins. Il s'est joint à deux équipes, une composée de gens d'affaires, un match tous les jeudis midi, l'autre composée de pompiers de Lévis, ceux-là mêmes qui l'avaient aidé à rénover sa maison pour l'émission *On efface et on recommence*.

C'est ce qu'il était en train de faire.

Il a compris qu'il devait sortir de l'ombre de Jolyane. Pour y parvenir, il retrouvait ses anciennes amours, sa première passion. Martin s'amusait sans Jolyane. C'était une première grande victoire.

Il devait arriver tout seul à faire ce qu'il faisait avec Jolyane, profiter du moment présent.

Demain, on ne sait pas, il pourrait mourir aussi.

LE GRAND JOUR

Jolyane aurait tellement voulu être à la maison ce matin-là. Mathias était si fier, son gros sac à dos accroché à ses épaules, sa boîte à lunch dans les mains.

Son grand entrait à la maternelle.

Martin était fier et triste. Il imaginait à quel point Jolyane aurait été excitée pour cette première journée d'école, les photos qu'elle aurait prises, les gros becs qu'elle aurait donnés à son grand garçon. Martin a fait ça, en levant les yeux au ciel.

Tu vois, Jolyane?

— Mathias, si maman avait été là, elle serait très fière de toi.

— Je sais papa, elle me l'a dit cette nuit.

— Elle te parle souvent?

— Des fois.

— La prochaine fois, tu lui diras de venir me parler aussi, j'ai une couple d'affaires à lui dire…

Martin est allé avec Mathias à l'école, les parents étaient convoqués pour cette première journée. Les papas se comptaient sur les doigts d'une seule main. Il ne pensait qu'à une chose, à Jolyane, elle aurait dû être là. Il y avait des mamans tout autour.

— Un homme à la rencontre de parents ? Wow !

— Ben oui.

— La madame est chanceuse !

— Ben oui.

Elle était morte, la madame. Martin s'est tourné la langue 77 fois pour ne pas leur dire qu'il avait le goût d'être ailleurs, que c'était la dernière place au monde où il voulait être sans Jolyane, qu'il avait juste le goût de pleurer.

Il n'arrivait pas à faire semblant. Il aurait voulu trouver la force de sourire, de donner l'impression que c'était une belle journée, ne serait-ce que pour Mathias, qui sentait que son père n'avait pas la tête à ça. C'était un mauvais départ.

Mathias n'aimait pas l'école. Il n'aimait pas être à l'école, dans le groupe, perdu à travers les autres. Il aimait attirer l'attention, trop, ça lui attirait plutôt des ennuis. L'enseignante, très tôt en septembre, a convoqué Martin pour une rencontre.

— Mathias dérange beaucoup, il est turbulent. Est-ce qu'il est comme ça à la maison ?

— Un peu, oui.

— Est-ce que vous savez ce qui pourrait causer ça ?

— Il a perdu sa mère en novembre, il trouve ça difficile.

— Oh…

— Il réagit beaucoup, ces temps-ci.

— Est-ce que vous avez pensé à aller chercher de l'aide ?

— Oui.

Martin a continué la conversation tout seul dans sa tête. («Non, madame, moi je suis du genre à ne rien faire, à me dire que ça va passer, qu'il doit en revenir à un moment donné. »)

Martin avait la mèche courte. Il ne blairait pas les gens qui esquissaient ne serait-ce que l'ombre d'une critique, surtout sur sa façon d'élever ses enfants. Il faisait son possible, son gros possible, il sentait que ce n'était jamais assez bien.

Que ce n'était jamais comme Jolyane aurait fait.

Il sentait que tout était de sa faute, que les autres le montraient du doigt. Il voyait que Mathias avait du mal à l'école, que Nicolas ne parlait pas beaucoup. Il aurait voulu faire plus, il n'y arrivait pas. Il aurait voulu leur lire une histoire avant de dormir. Il était trop fatigué.

Et puis, de toute façon, dans toutes les histoires pour enfants, dans toutes les chansons et les comptines, il y a toujours un papa et une maman. Martin pleurait chaque fois.

Martin est allé quelques fois avec ses enfants chez Deuil-Jeunesse, le nom le dit, pour aider les jeunes à composer avec la mort. Les gens étaient gentils, accueillants, mais Martin ne sentait pas que Mathias y trouvait son compte. Plus tard, peut-être.

En classe, Mathias parlait en même temps que l'enseignante, il rouspétait chaque fois qu'elle demandait aux élèves de faire un exercice.

— Non, madame, je ne veux pas faire ça, je ne suis pas bon.

— Essaye au moins, Mathias, je suis certaine que tu réussiras.

— Non, je suis pourri.

Il chialait cinq minutes avant de se mettre à la tâche, qu'il réussissait haut la main. Mathias était doué, il comprenait bien les consignes, mais choisissait de n'en faire qu'à sa tête.

Il était le seul de sa classe à ne pas avoir de maman. Quand les gens s'adressent à un enfant, ils s'informent, presque machinalement, de sa maman. Mathias avait aussi droit aux questions d'usage, il y répondait du tac au tac.

— Comment s'appelle ta maman ?

— Jolyane.

— Elle fait quoi dans la vie ?

— Elle est morte.

La conversation s'arrêtait net.

À la maison, ce n'était pas facile non plus. Mathias ne manquait pas une occasion de pousser Martin à bout de patience, il faisait noir si Martin disait blanc, faisait blanc si Martin disait noir.

Martin avait lu sur le deuil des enfants. Il lui fallait rester ferme. Il était la seule figure d'autorité, il ne devait pas abdiquer, ni acheter la paix. Il aurait tellement voulu baisser pavillon, que Mathias décrète le cessez-le-feu, qu'il mette fin aux hostilités.

Les punitions ne fonctionnaient pas. Les récompenses non plus.

— Hey, Jolyane, tu ferais quoi à ma place ?

— …

— C'est quoi qu'il faut que je dise ? Que je fasse ?

— …

— Ça te tente pas de revenir, une couple d'heures ?

Martin était sûr que Jolyane trouverait les mots pour apaiser Mathias, pour désamorcer ses réactions en chaîne. Pour lui faire comprendre que ça ne servait à rien de parler en même temps que le professeur. Elle trouverait une façon de lui parler. Elle trouvait toujours une solution.

Comme elle avait fait pour la suce de Mathias, il devait avoir trois ans. Il ne voulait pas y renoncer, même après avoir essayé tous les trucs sur les forums pour parents dépassés par les événements.

La suce au corbeau ? Échec.

La donner au plus jeune ? Rien à faire.

Couper le bout ? Inutile.

Un bon matin, Jolyane est allée chez Toys « R » Us avec son petit Mathi.

— Qu'est-ce que tu aimerais avoir ?

Mathias a fait le tour des allées, il a choisi un train en bois.

—Je veux ça, maman !

— Tu es certain, continue à regarder un peu, juste ici. Ils étaient tout près des caisses. Jolyane a payé en douce le petit train de bois, est retournée voir Mathias.

— C'est ça que tu veux, vraiment ?

— Oui, maman.

— Va voir la caissière et dis-lui que tu veux l'échanger contre ta suce. Elle va te trouver tellement courageux qu'elle prendra ta suce et te donnera le train en bois.

Mathias n'a plus jamais demandé de sa suce. Il était trop content de jouer avec son train en bois. Et de se savoir courageux.

Nicolas était dans son *terrible two* et Martin était terriblement seul. Malgré son caractère fort, Nicolas était un clown ambulant.

Il adorait rire, danser, jouer. Il ressemblait à Jolyane. Il s'arrêtait chaque fois qu'il voyait une photo de sa mère.

— Maman !

— Elle t'aime gros comme…

— La lune !

Nicolas éclatait de rire chaque fois.

Martin ne manquait pas une occasion de lui rappeler combien Jolyane l'aimait, qu'elle aimerait être à la maison pour le voir grandir. Il lui répétait qu'elle veillait sur lui du haut de son étoile. Nicolas ne comprenait pas trop, il faisait un gros câlin à Martin.

— Colleux, papa, colleux…

— Je t'aime, ma grosse noix.

— Je t'aime, papa.

Le soir, Martin sortait parfois avec les gars sur la galerie. Les nuits noires, sans lune, on pouvait bien voir les étoiles dans le ciel. Ils se couchaient sur le sol pour trouver la plus brillante. C'était Jolyane.

Marie-Christine, Nadia et Mélanie, trois amies de Jolyane, lui avaient acheté une étoile, une vraie, elle était quelque part là-haut. C'était officiel, certificat à l'appui, l'étoile Camelopardalis a. d. 8h55m26s s'appelait désormais « Jolyane ».

Pour Noël, Mathias ne voulait pas de Lego, pas de Playmobil, même pas de jeu vidéo. Il voulait un télescope.

C'était au tour de Nicolas de laisser sa suce. Jolyane aurait su comment faire, elle n'était plus là. Il ne voulait rien savoir de s'en séparer, il la traînait partout, en avait besoin pour s'endormir.

Martin est allé voir sur les forums, il n'y était jamais allé quand Jolyane était là, ces forums sont essentiellement des repaires de mamans. Il cherchait un conseil, n'importe quoi, un truc pour que Nicolas renonce à cette maudite suce. Il a pris des notes.

Il a eu une idée. Il a essayé de s'attaquer à la suce et à la couche en même temps, en pensant qu'il réglerait au moins un dossier sur deux. Si la couche restait propre, Nicolas avait le droit d'avoir sa suce. Nicolas a renoncé à sa suce, gardé sa couche. Martin 1, Nicolas, 1.

Il aurait peut-être dû aller chez Toys « R » Us.

ACCALMIE

Ginette aussi devait apprendre à vivre sans cette fille qu'elle avait tant aimée.

Elle s'était donnée corps et âme pendant les derniers mois, elle s'était totalement oubliée. Elle essayait de rattraper le temps perdu avec ses deux autres enfants. Surtout avec Isabelle, qui avait accouché deux semaines après la mort de Jolyane.

Elle s'en voulait de ne pas avoir été là. Elle lui avait expliqué, Isabelle avait compris, évidemment. Jolyane avait besoin de leur mère.

Ginette et Roger ont recommencé à se payer des escapades en amoureux, ça faisait si longtemps qu'ils ne s'étaient pas retrouvés tout seuls. Ils se rappelaient ce voyage à Tadoussac, à l'été 2012, quand Jolyane venait de trouver une petite bosse dans son sein droit. Une si petite bosse.

Ginette n'aimait pas faire de nouvelles rencontres, elle appréhendait chaque fois le petit questionnaire qu'on sert à ceux qu'on croise pour la première fois.

— Vous êtes à la retraite ?

— Oui.

— Vous faisiez quoi ?

— Infirmière.

— Ça fait longtemps que vous avez arrêté ?

— Six ans.

— Vous avez combien d'enfants ?

— Trois.

— Ils font quoi, ils habitent où, ils ont quel âge ?

C'est la question que Ginette appréhendait. Jolyane ne faisait plus rien, n'habitait nulle part, allait toujours avoir 31 ans.

— Ma plus vieille, Isabelle, a 33 ans, elle est architecte. Mon plus jeune, il s'appelle Sylvain, a 25 ans, il travaille comme électro-technicien. Celle du milieu, Jolyane, est décédée l'an passé…

— Je suis désolé.

La conversation finissait souvent là, ou par d'autres banalités. Le pire, c'est quand on lui disait que Dieu avait besoin d'elle ailleurs. Aussi bien ne rien dire.

Il arrivait que l'autre personne avait perdu un enfant aussi, qu'elle était passée exactement par là. Ils se racontaient de quoi leurs enfants étaient morts, comment ils étaient passés au travers. Ils racontaient leur mort comme jadis ils avaient raconté leur naissance.

Ça faisait mal, chaque fois.

Bientôt un an, déjà, que Jolyane était partie. Chaque jour qui passait, Martin se rappelait le même de l'année d'avant. Ils savaient les jours comptés, sans savoir sur quel compte ils s'arrêteraient. Quand ils espéraient encore.

Le 11 septembre, le jour où on est parti pour le Mexique.

Le 18, le jour où on est revenu.

Le 19, le jour où Jolyane est entrée d'urgence à l'hôpital.

Le 14 octobre, le jour où on a déménagé chez Ginette et Roger.

Le 3 novembre, le jour où elle est partie en ambulance.

Le 4, le jour où on s'est marié.

Le 8, le jour où elle est entrée à Michel-Sarrazin.

Le 15, le jour où les médecins l'ont endormie.

Le 16, à 16 h 33...

Au fil des années, le souvenir de ces dates allait s'atténuer, sauf pour la dernière.

La première année achevait. On lui avait souvent dit que la première année était la pire, il espérait que ce soit vrai. Elle achevait, cette année de tous les anniversaires sans Jolyane, de toutes les fêtes, de l'Halloween, de la Saint-Valentin.

Le 5 novembre, Jessie s'est fait tatouer « Seven » sur le poignet. Elle remplissait sa promesse faite à Jolyane un an plus tôt, la dernière fois qu'elle l'avait vue, à Michel-Sarrazin. Les autres le feraient quand elles seraient prêtes, chacune à leur tour.

Le 9 novembre, à 14 h, Martin a organisé une cérémonie commémorative familiale au salon funéraire. Plus d'une cinquantaine de personnes étaient là pour dire à Jolyane qu'elles ne l'avaient pas oubliée.

Un an plus tôt, Martin était avec sa femme, à la maison Michel-Sarrazin. Ils avaient mangé des sushis, bu du vin rouge. Il lui avait joué à la guitare sa chanson préférée, *Hey There Delilah*, elle l'avait filmé. Il pleurait chaque fois qu'il regardait la vidéo.

Et là, il était planté au salon funéraire, sans elle.

Le matin, Martin a préparé ses fils, il les a habillés chic, avec une jolie chemise blanche, un pantalon propre, une veste sans manches. Et une petite cravate. Jolyane les aurait trouvés si mignons. Il a mis la photo de Mathias et de Nicolas sur Facebook : *Pire journée de ma vie, je pense, malgré le sourire de mes ti-gars…*

Martin avait retourné mille fois dans sa tête les mots qu'il prononcerait à ce moment-là. Il allait dire quoi ? Qu'il était encore plus triste que l'année dernière ? Qu'il n'arrivait pas à oublier ? Que ça lui faisait toujours aussi mal ? Qu'il n'arrivait pas à avancer ?

Il tremblait.

— On m'avait dit qu'un an, c'était difficile, je ne pensais pas que ça le serait autant que ça. J'ai l'impression que c'est arrivé hier…

Il est resté figé devant les dizaines de personnes devant lui, les a remerciées d'être là.

— Je m'étais préparé quelque chose, mais je suis incapable de vous parler…

Il a éclaté en sanglots. Il s'est précipité dans les bras de sa sœur Barbara, il aurait pu y rester des heures. Il était anéanti.

Martin a fait jouer *Hey There Delilah*, de Plain White T's, et *Like A Diamond* de Rihanna.

Le curé a chanté une chanson pour Jolyane, Mathias est resté debout au centre de la scène. Il écoutait sans bouger. La chanson terminée, il est allé chercher l'étoile de cristal Swarovsky, l'a suspendue au-dessus de la photo de sa mère.

À la fin de la cérémonie, les filles du Seven l'ont accrochée à l'urne.

La veille, elles étaient allées manger au resto italien Il Matto sur Myrand, Jolyane aimait leurs pâtes fraîches, les pappardelles à l'huile de truffes et aux champignons sauvages. Les filles du

Seven aimaient beaucoup le Matto, c'est là que Jolyane leur avait présenté Martin, sept ans plus tôt.

— Ne vous fiez pas à son linge, dites-moi si vous le trouvez sympathique!

— C'est beau, Joly...

Martin portait un gilet à manches courtes sous une chemise qui faisait office de veston. Jolyane a levé les yeux au ciel, le style de Martin défiait toutes les tendances et les conventions. Ils ont fait comme ils faisaient toujours, ils en ont ri.

Et les filles du Seven ont approuvé Martin.

Sept ans plus tard, Jolyane n'était plus là.

Avant de partir de chez elle, Marie-Joëlle a glissé dans son sac à main un pot à fleurs. Elle s'est arrêtée chez le fleuriste, en est ressortie avec une rose blanche. En arrivant au restaurant, les filles ont commandé une bouteille de mousseux. Leurs soupers commençaient toujours par des bulles.

— Attendez, je vous apporte une autre coupe.

— Non merci, ça va aller!

Marie-Joëlle était en train de verser du mousseux dans le pot à fleurs, le serveur est accouru. Il ne comprenait pas.

— Allez hop! Jolyane!

Marie-Joëlle a déposé la rose dans le pot. Les filles ont trinqué avec Jolyane, elles ont pris une photo des sept coupes, avec la rose blanche plongée dans le mousseux. Elles ont fini la soirée au bar le Cactus, ont enfilé les *shooters* de Stinger comme dans le bon vieux temps, avec Jolyane.

La rose a eu sa dose.

— Tu vas avoir mal à la tête, demain, Joly!

Le samedi 15 novembre, Jessie est passée prendre Mathias et Nicolas pour la journée, les a d'abord emmenés dîner chez elle. Elle leur a montré, sur son cellulaire, des dizaines de photos de Jolyane. Mathias les regardait une à une, il les montrait ensuite à Nicolas.

— Nico, donne un bec à maman !

Nicolas embrassait la photo.

— Chelssie, donne un bec à maman !

Elle s'exécutait.

Jessie a rejoint Karine et son fils Malek au défilé du père Noël, elle s'est installée au même endroit que l'année précédente. Cette fois, elle n'attendait pas de texto de Martin.

Le père Noël pouvait prendre tout son temps.

Mathias avait surtout hâte de voir les lutins, pour voir s'ils ressemblaient à celui qu'il avait capturé chez lui. Il voulait les voir bouger, comme s'il voulait se convaincre que l'être inanimé qui habitait chez lui était vivant. Qu'on puisse ne pas bouger et être vivant.

Nicolas pleurait. Il avait peur de toute cette mascarade. Il a regardé le défilé du coin de l'œil, blotti dans les bras de Jessie et de Karine. Karine pensait à Jolyane, qui aurait donné tout l'or du monde pour réconforter son « Coco ». Karine a repensé à la promesse faite à Jolyane le jour de son mariage, qu'elle vienne étreindre ses enfants à travers elle.

Karine a fermé les yeux.

— Jolyane, prends mon corps…

Elle a versé une larme.

Le 16 novembre, un an jour pour jour après la mort de Jolyane, Martin s'envolait pour une semaine à Punta Cana avec 11 amis de gars, un voyage de golf. Il avait besoin de se changer les idées.

Il a passé une belle semaine, entre gars, à parler d'affaires de gars. Guillaume y était, ils ont fait le point. Le temps et les larmes avaient fait leur œuvre, la douleur s'atténuait lentement. Il y avait moins de colère et de tristesse, autant de nostalgie.

En revenant, Martin a ressorti les décorations de Noël, il a monté le sapin. Il ne se demandait plus où Jolyane aurait mis les rubans et les lumières. Il a posé l'étoile Swarovsky au-dessus, n'a pas mis de parfum sur les boules. C'était son sapin.

Il en allait de son sapin comme de sa vie. Jolyane était là, elle serait toujours là, mais il ne se demandait plus constamment ce qu'elle aurait fait à sa place. Lentement, il apprenait à vivre sans elle, sans ses conseils, sans ses projets. Sans ses souffrances.

Dans son journal intime, juste avant de s'endormir pour la dernière fois, Jolyane avait écrit à Mathias et à Nicolas que le temps était venu pour elle de tirer sa révérence, que Martin allait «prendre la relève».

Une course à relais, en quelque sorte. Ou plutôt, une harassante course à obstacles, qui prenait parfois l'allure d'un marathon. Martin était encore bien loin de la ligne d'arrivée, mais, au moins, il arrivait à courir en regardant en avant.

Il arrivait aussi, à regarder les étoiles sans pleurer.

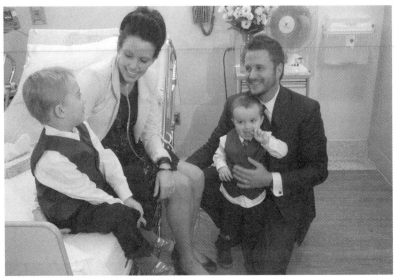

Le 4 novembre 2013, Jolyane Fortier et Martin Létourneau se sont mariés, pour le meilleur et pour le pire, jusqu'à ce que la mort les sépare, 12 jours plus tard.

Photo : Ginette Bélanger

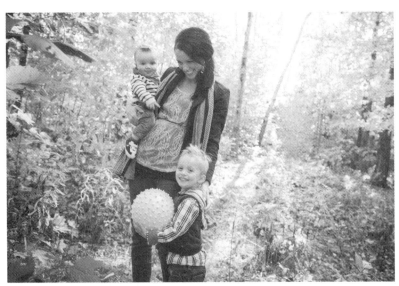

Jolyane, après son premier traitement de chimiothérapie en septembre 2012, quelques heures avant que Martin rase ses longs cheveux noirs. Mathias a trois ans, Nicolas à peine quelques mois.

Photo : Jessie Ann Kack

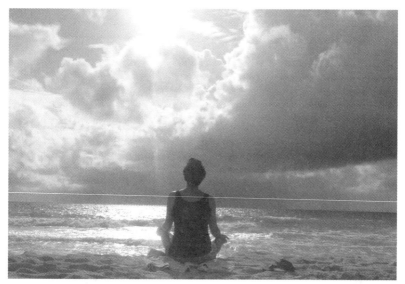

Septembre 2013, sur une plage du Mexique, Jolyane médite devant l'horizon. Le soleil a percé les nuages pendant quelques minutes.

Photo : Martin Létourneau

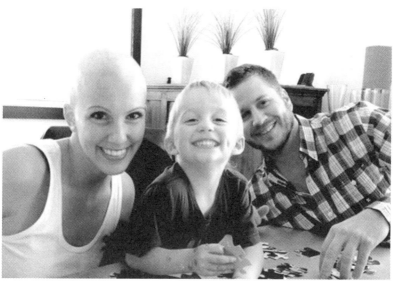

Jessie, une amie du groupe des Seven, a pris cette photo en octobre 2012. En lui permettant de la publier sur Facebook, Jolyane a accepté, pour la première fois, de se montrer telle qu'elle était, chauve.

Photo : Jessie Bourgault